AF404146

RECHERCHES

GÉOLOGIQUES BOTANIQUES ET STATISTIQUES

SUR

L'IMPALUDISME DANS LA DOMBES

ET LE

MIASME PALUDÉEN

PAR

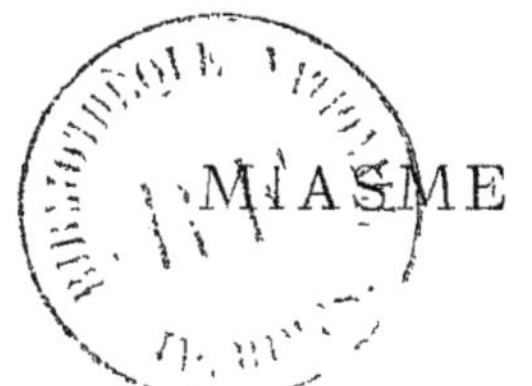

Antoine MAGNIN,

Docteur en médecine de la Faculté de Paris.
Licencié ès sciences naturelles,
Ex-interne des hôpitaux,
Ex-préparateur d'histoire naturelle à l'École de médecine.
Secrétaire-général de la Société botanique de Lyon,
Membre de la Société botanique de France.

AVEC UNE PLANCHE

PARIS

V. ADRIEN DELAHAYE ET Cᵉ, LIBRAIRES-ÉDITEURS,

PLACE DE L'ÉCOLE-DE-MÉDECINE

1876

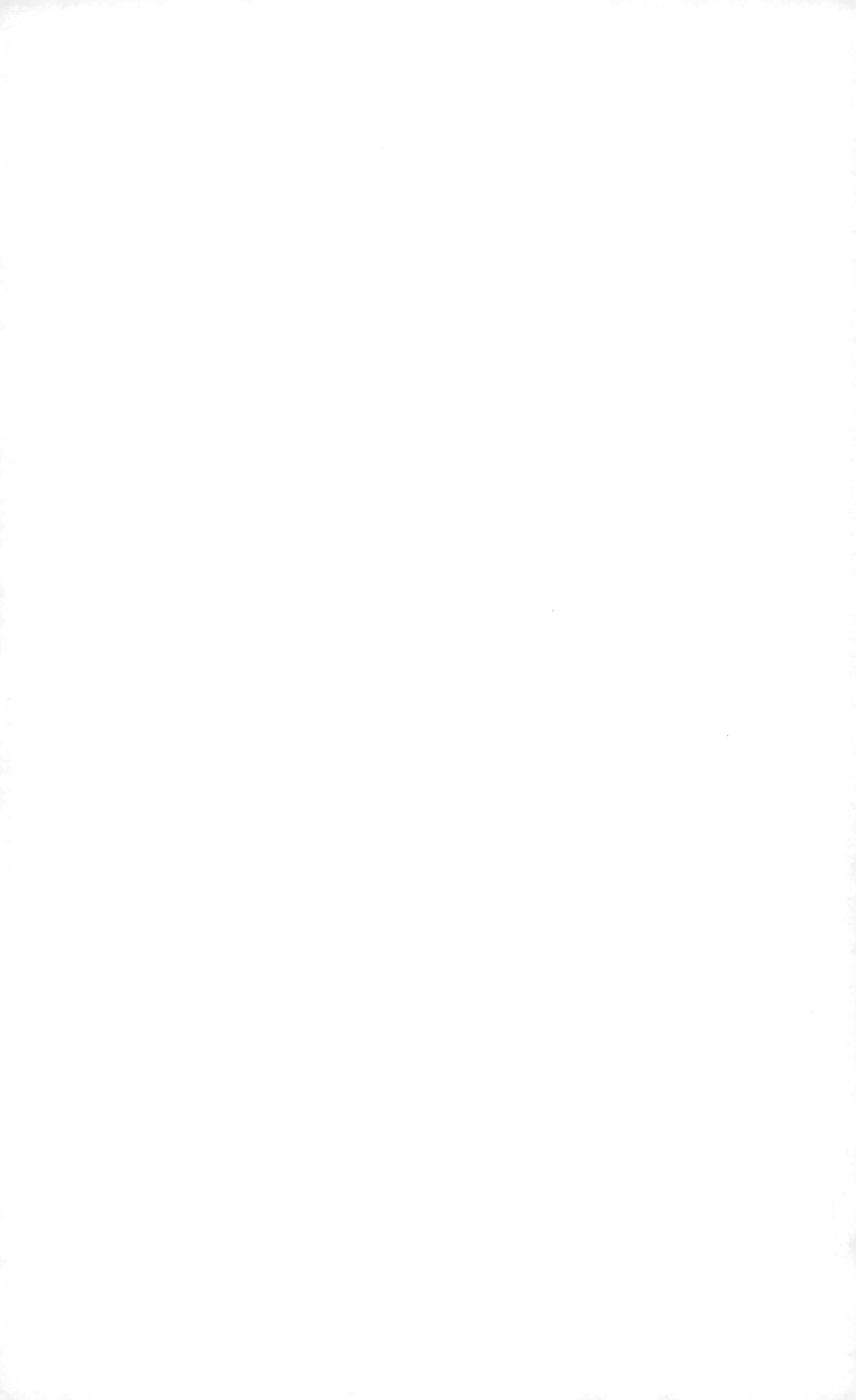

DU MÊME :

1° Miscellanées mycologiques : I. Les Entophytes du Jardin bot. de Lyon. — II. Coleosporium Cacaliæ. — III. Var. du Phragmidium bulbosum (Extr. des Ann. de la Soc. bot. de Lyon, 1873).

2° Compte-rendu d'une herborisation à Hauteville (Ain) (id. 1873).

3° Observations sur les Urédinées (Associat. franç. pour l'avanc. des Sciences, Session de Lyon, 1873).

4° Note sur l'envahissement du Puccinia malvacearum dans le Jura et les environs de Lyon (Extr. des Ann. de la Soc. bot. Lyon, 1874)   .

5° Note sur une nouvelle localité du Carex brevicollis (id. 1874).

6° Observations diverses dans le *Lyon-Médical* : Diabète sucré avec tumeur cérébrale. — Arteriectasie ancienne. — Le champignon des mauves. — La vérité sur le silphium, etc. 1874-1876).

7° Revue de botanique pharmaceutique dans la *Pharmacie de Lyon*, 1875.

8° Aperçu de la végétation des environs de Gap (Extr. des Ann. de la Soc. bot. de Lyon, 1875, et reproduit dans Bull. Soc. bot. de France, Session de Gap. 1875).

9° Compte-rendu de l'excursion au Col de Glaise (Hautes-Alpes) (Extr. du Bull. de la Soc. bot. de France, Session de Gap.)

10° Origine glaciaire de la végétation des marais des Echets et du Lyonnais (id. 1875).

11° Compte-rendu de la session d'Angers (Extr. des Ann. de la Soc. bot. de Lyon, 1876).

12° Note sur les conditions qui favorisent le développ. du Porphyridium cruentum (Bull. Soc. bot. de France. Sess. d'Angers).

13° Lichens du Bassin de l'Ubaye (Basses-Alpes) (Bull. Soc. bot. de France, 1876).

Paris.— A. PARENT, imprimeur de la Faculté de Médecine, rue M.-le-Prince, 29-31.

RECHERCHES

GÉOLOGIQUES BOTANIQUES ET STATISTIQUES

SUR

L'IMPALUDISME DANS LA DOMBES

ET LE

MIASME PALUDÉEN

PAR

Antoine MAGNIN,

Docteur en médecine de la Faculté de Paris,
Licencié ès sciences naturelles,
Ex-interne des hôpitaux,
Ex-préparateur d'histoire naturelle à l'École de médecine,
Secrétaire-général de la Société botanique de Lyon,
Membre de la Société botanique de France.

AVEC UNE PLANCHE

PARIS

V. ADRIEN DELAHAYE ET Cᵉ, LIBRAIRES-ÉDITEURS,

PLACE DE L'ÉCOLE-DE-MÉDECINE

1876

TABLE DES MATIÈRES.

RECHERCHES

GÉOLOGIQUES, STATISTIQUES ET BOTANIQUES

SUR

L'IMPALUDISME DANS LA DOMBES

ET LE

MIASME PALUDÉEN

> Partout où le miasme paludéen existe,
> l'homme se trouve en présence de ce triste
> dilemme : Anéantir l'impaludation ou être
> anéanti par elle.
> (M. Simonot, *Congrès de Paris.*)

INTRODUCTION.

Dans sa quatrième session, tenue à Lyon, du 18 au 26 septembre 1872, le *Congrès médical de France* consacra une journée à la visite de la Dombes, cette contrée classique de l'impaludisme. Une commission, chargée de préparer l'excursion, devait rechercher les organismes végétaux décrits par Salisbury sous le nom de *palmelles,* et répéter les expériences de cet auteur et celles plus récentes de Balestra et Selmi; mais le peu de temps dont elle disposait ne lui permit pas de parcourir toute l'étendue de ce programme. Depuis lors, je n'ai jamais perdu de vue cette étude du miasme paludéen, et ce sont les résultats de mes recherches sur cette question qui font l'objet de cette thèse.

J'étudie l'impaludisme dans la Dombes aux trois points de vue suivants :

1° Origine des étangs, en m'aidant des lumières fournies par la topographie, la géologie et l'histoire de la Dombes ;

2° Effets des étangs sur l'atmosphère, les végétaux, les animaux et surtout sur l'homme ; en ce qui concerne ce dernier, examen de la situation démographique actuelle de la Dombes, telle qu'elle est donnée par le dernier recensement et le dépouillement des registres de l'état civil, et en la comparant avec la situation antérieure au desséchement récent de 6,000 hectares d'étangs ;

3° Dans un dernier chapitre, je discuterai l'hypothèse de la nature végétale du miasme paludéen.

Qu'il me soit permis de remercier ici les nombreuses personnes qui m'ont fourni des renseignements, et spécialement M. le Dr Rollet, qui m'a suggéré des aperçus nouveaux pour la partie statistique ; M. Falsan, dont les obligeants renseignements sur le terrain glaciaire m'ont été d'un grand secours ; M. Valentin-Smith , qui a mis gracieusement à ma disposition les nombreux documents imprimés ou *manuscrits* qu'il possède sur la question de la Dombes ; M. le Dr Saint-Lager, dont j'ai mis à profit les vastes connaissances bibliographiques ; et enfin M. le Dr Lortet, qui m'a constamment soutenu de ses bienveillants conseils pendant le cours de mes études d'histoire naturelle.

CHAPITRE PREMIER

DES ÉTANGS

§ 1. TOPOGRAPHIE DE LA DOMBES.

I. *Situation. — Limites.*

Entre les monts Jura à l'est, les montagnes du Beaujolais et du Lyonnais à l'ouest, s'étend une vaste surface à peu près plane, parcourue sur son bord occidental par la Saône et ses affluents, coupée transversalement en son milieu par le Rhône, qui se dirige de l'est à l'ouest à sa sortie des défilés du Bugey.

La Dombes est comprise dans la partie située au nord du Rhône et limitée sur ses côtés par la Saône et la rivière d'Ain. Elle constitue non pas une plaine, mais un plateau qui, au nord, se détache de la Bresse (1), s'exhausse graduellement en s'avançant vers le sud, et se termine sur ses trois autres côtés par un rebord d'autant plus saillant, une falaise d'autant plus abrupte, qu'on se rapproche davantage de Lyon. Cette disposition topographique détermine une pente générale dirigée du sud au nord, forçant la plus grande partie des eaux à couler d'abord en sens contraire de la Saône, avant de se jeter dans cette rivière.

---

(1) Il est nécessaire d'avertir que plusieurs auteurs comprennent sous le nom de *Bresse* non-seulement la Bresse proprement dite, mais toute la partie méridionale du plateau bressan appelée : *pays de Dombes, la Dombes, les Dombes*.

Magnin.   2

La disposition du rebord qui limite la Dombes au sud, à l'est et à l'ouest, est déterminée, comme on le verra plus loin, par l'allure du *conglomérat bressan*. « A partir de Lyon, dit M. Émile Benoît, le conglomérat se répand dans le nord de la Bresse, en deux bandes latérales, puissantes d'abord, qui vont en s'amincissant pour s'arrêter, l'une brusquement et carrément sur le flanc gauche de la vallée de la Veyle, l'autre vaguement et capricieusement au-delà de Bourg. »

Cette description donne, en effet, assez exactement les limites de la Dombes, limites qui manquent tout à fait dans la partie septentrionale, où elle se confond avec la Bresse proprement dite.

Le rebord méridional qui, à partir de Lyon, s'écarte de plus en plus du cours du Rhône, atteint une altitude de 300 à 320 mètres, soit 150 mètres environ au-dessus des plaines alluviales du Rhône et de l'Ain.

La surface de ce plateau n'est pas plane, ainsi qu'elle le paraît au touriste qui l'aperçoit du haut d'une sommité voisine; elle offre, au contraire, une multitude d'ondulations dont l'homme s'est servi pour établir des étangs, et qui se rattachent aux dispositions orographiques suivantes.

II. *Dorsale de la Dombes. — Bassins hydrographiques.*

Fournet, dans ses études sur la géographie physique du bassin du Rhône, avait reconnu, dès 1838, l'existence, sur le plateau bressan, d'une ligne plus élevée déterminant le partage des eaux; ce renflement, cette *longue dorsale*, pour employer son expression, est dirigée sui-

vant une ligne qui passerait par Lyon et Pont-d'Ain.
« Le long de cette arête divergent les rivières, qui, suivant leur position, s'écoulent au nord vers la Saône et
au sud vers l'Ain et le Rhône. La Chalaronne, la Veyle,
la Reyssouse, etc., sont dirigées dans le premier sens ;
la Sereine, le Longerant, etc., suivent l'allure inverse. »
Fournet pensait que cette arête pouvait être le produit
d'un soulèvement récent, sa direction faisant suite à la
dislocation principale du Mont-d'Or, indiquée par la
grande faille de Limonest à Curis ; cependant je dois
dire que notre géologue lyonnais ne rejetait pas complètement l'influence des dépôts récents sur la formation
de ce bourrelet, et il considérait plutôt la dorsale de la
Dombes « comme étant le résultat de la double action
du diluvium et des mouvements de l'écorce terrestre (1). »

Pour M. Émile Benoît, dont je mettrai souvent à con-
tribution l'important travail sur la Dombes, l'hydrographie de cette contrée aurait une autre allure ; les ondulations du plateau seraient dues, pour lui, surtout à
des bombements mollassiques sous-bressans produits
eux-mêmes par des érosions superficielles ; le plus important de ces bombements est situé au centre de la Dombes, à l'est de Villars, et c'est de ce plateau, « point cul-
minant de l'hydrographie de la Bresse, que naissent
toutes les rivières, tant celles qui coulent d'abord vers
le nord pour s'infléchir ensuite à l'ouest vers la Saône,

(1) Fournet. *Bull. Soc. géol. de France*, session de Lyon, 1859, et
Géolog. lyonn., 1862, p. 43 (2ᵉ pagination).

que celles qui se dirigent immédiatement dans l'Ain et le Rhône par le sud-est. » (1).

Une étude plus complète de la Dombes m'a fait adopter les divisions suivantes : deux versants, l'un nord-ouest, l'autre sud - est, décrits par MM. Fournet, Benoît, etc. ; un bassin particulier, qui a échappé à ces savants, la cuvette des Echets.

1° Le versant nord-ouest est le plus considérable par son étendue et le plus important, par le nombre des étangs qu'il renferme : c'est aussi le plus atteint par les fièvres. Il est limité au sud par la ligne de partage, c'est-à-dire les hauteurs de Montanay, la moraine de Mionnay, et une surface mal définie se prolongeant entre les communes de Birieux et du Monteillier, où elle atteint son maximum d'altitude (310 mètres), dans la direction de Chalamont; un peu au-delà de cette petite ville, la dorsale s'infléchit vers le nord et va se perdre au-delà de Varambon, à l'extrémité septentrionale du bord du plateau, au point où ce bord disparaît dans la Bresse.

De ce bourrelet, le plateau s'abaisse lentement vers le nord; mais la pente y est pourtant très-sensible, puisque les rivières qui appartiennent à ce versant ont, malgré leur long parcours, une pente de 1/1000, ce qui est encore une pente torrentielle (2).

Ces rivières sont la Reyssouse, la Veyle, la Chalaronne, le Formans, le Morbier, le Grand - Rieux, etc., qui se jettent dans la Saône.

2° Le versant sud-est a une étendue bien moins grande ;

(1) E. Benoît. Esquisse de la carte géologique de la Bresse et de la Dombes. (*Bull. Soc. géol.*, 1858, t. XV, p. 320.)

(2) Dubost. Etudes agricoles sur la Dombes. Bourg, 1859.

il ne représente environ que le cinquième du précédent. A partir de la *dorsale* de la Dombes, il s'incline faiblement d'abord, mais bientôt très-brusquement vers les plaines alluviales où coulent la rivière d'Ain et le Rhône. Les rivières qui y prennent naissance ont un parcours de 10 à 12 kilomètres seulement et une pente très-rapide, en moyenne de 1 pour 100 (Dubost). Ce sont : le Durlet, le bief de Janet, le Gardon, le Toison, etc., qui se jettent dans l'Ain ; le Longerent, qui se perd sous Meximieux, dans les sables de la Valbonne ; le Cotey et la Sereine, qui sont des affluents du Rhône.

Le reste du versant compris entre la Boisse et Lyon, forme le rebord de la *côtière*, limitant le bassin des Echets au sud : ses pentes deviennent de plus en plus rapides vers Lyon et sont parcourues par de simples ruisseaux souvent à sec, mais qui se transforment en torrents après les orages.

3° Le bassin des Echets est limité au nord par les moraines de Mionnay, à l'ouest par la moraine. qui s'étend des Echets au bois Rozet et à Vancia ; au sud, par le rebord même du plateau, et enfin à l'est par les hauteurs situées entre Tramoyes et la Saulsaie.

La plus grande partie de sa surface est à l'altitude de 266 à 269 mètres ; c'était autrefois un grand lac sans écoulement possible ; en effet, tout son pourtour forme un rebord élevé de plus de 30 mètres au-dessus de sa surface. En 1481, le duc Philippe de Savoie entreprit de faire écouler les eaux des Echets dans la Saône, en creusant un canal à la partie la moins élevée du rebord, c'est-à-dire vers le bois Rozet ; les travaux, interrompus à la suite des difficultées soulevées par les sires de Rochetaillée, sur le territoire desquels l'eau devait passer, furent repris et achevés à la fin du dernier siècle et au commencement de celui-ci ; depuis lors, une partie de l'ancien lac des Echets est complètement assainie ; le reste forme un marais tourbeux qu'on exploite en quelques points pour le combustible, et dont on peut, pendant l'été, traverser sans difficulté la plus grande partie.

Ce bassin hydrographique a une superficie qu'on peut évaluer à 4,800 hectares ; c'est donc 48,000,000 mètres cubes d'eau qui y tombent annuellement ; les pluies de 30 millimètres par 24 heures, qui ne sont pas rares dans la Dombes, donnent 1,440,000 mètres cubes qui ne peuvent s'écouler par l'étroit chenal du Rozet et fournissent une évaporation considérable.

Le bassin des Echets a donc un régime bien différent du reste de la Dombes, et il ne devait pas être oublié dans une étude complète de cette contrée : pendant longtemps les villages de Tramoyes, de Mionnay, situés sur ses bords, ont été les victimes de ses émanations. S'il a été passé sous silence par les auteurs qui se sont occupés de l'hydrographie de la Dombes, c'est qu'ignorant l'histoire locale, ils considéraient le ruisseau des Echets comme un affluent naturel de la Saône et son bassin comme une partie du versant septentrional ; mais à tous les points de vue, il demandait une description spéciale ; c'est, en définitive, la seule partie de la Dombes où l'écoulement de l'eau ne puisse se faire d'une façon complète.

En résumé, on voit que ces trois manières d'envisager l'hydrographie de la Dombes s'accordent toutes sur l'existence d'un bourrelet traversant le plateau du sud-ouest au nord-est ; et, quelle que soit l'opinion qu'on se forme sur son origine, il faut reconnaître qu'il a une grande importance, non - seulement au point de vue de la topographie, mais aussi au point de vue de la climatologie et de l'hygiène, importance qui n'avait pas échappé à Fournet. « Les influences météorologiques, dit-il, rendent cette dorsale encore plus remarquable. En effet, les pluies y sont plus abondantes que dans toutes les parties environnantes. En vertu de cette cause, elle joue un *rôle capital*, non-seulement dans le *régime fiévreux* des étangs de la Bresse, mais aussi dans les débordements de la Saône..., etc. (1). »

Ces considérations justifient les détails topographiques dans lesquels j'ai cru devoir entrer.

Une autre conclusion qu'on peut tirer des données précédentes, c'est que, contrairement à l'opinion avancée par quelques partisans des étangs, la pente est partout suffisante, le marais des Echets excepté, pour l'écoulement des eaux, et la Dombes n'est pas condamnée au *mal nécessaire de l'impaludisme* (2).

§ 2. CONSTITUTION GÉOLOGIQUE DE LA DOMBES. — ORIGINE GLACIAIRE DES ÉTANGS.

L'imperméabilité du sol de la Dombes est due à la boue glaciaire et à ses dérivés. Dès 1868, M. Falsan disait : « Tous les étangs de la Dombes doivent leur origine à

(1) Fournet. *Op. cit.*, p. 44, et Comptes-rendus de l'Acad. sc., 1856.
(2) Voy. plus bas, page 72.

l'imperméabilité du terrain erratique répandu sur toute cette contrée (1). »

Et, plus récemment, le même savant s'exprimait ainsi : « La limite de la Dombes et des étangs se confond avec le tracé des anciennes moraines frontales des glaciers. En dehors de la boue glaciaire, on ne rencontre plus d'étangs. » (2).

L'importance de ces assertions n'échappera à personne ; aussi je crois devoir consacrer quelques lignes à l'exposition des phénomènes géologiques survenus dans notre contrée bressane pendant la période glaciaire. La théorie d'une époque glaciaire a eu quelque peine à se faire accepter : elle n'est pas encore devenue *classique*, et je devrais peut-être en donner une exposition sommaire ; mais une pareille étude m'entraînerait trop loin, et je préfère renvoyer le lecteur aux nombreuses publications parues sur ce sujet depuis quelques années (3), me bornant à résumer exclusivement ce qui concerne la Dombes.

Rappelons d'abord que M. Em. Benoît a, le premier, émis l'opinion que « tout ce qui se voit d'erratique sur le plateau de la Dombes est le produit d'une immense nappe de glace qui s'alimentait sur les Alpes, venait s'étaler jusque sur la Bresse, buttait contre le rivage granitique de Lyon et refluait vers le nord, en deux traînées, vers Châtillon et vers Bourg. » (4).

(1) Falsan et Chantre. Rapport à **M.** Belgrand. (*Bull. Soc. géol.*, 1868, p. 374.)

(2) Falsan. Association française pour l'avancement des sciences. (Session de Lyon, 1873.)

(3) V. Bibliographie *in fine*.

(4) Esquisse, etc. (*Bull. Soc. géol.*, 1858, p. 333.)

Plus tard, les recherches de MM. Falsan et Chantre, sur le terrain erratique de la partie moyenne du bassin du Rhône, ont apporté de nouvelles preuves, et c'est d'après les travaux de ces savants que je vais décrire la marche du grand glacier du Rhône.

Vers la fin de l'époque pliocène, après une période pendant laquelle les conditions climatériques spéciales avaient permis « l'épanouissement d'une flore subtropicale dans les environs de Lyon (1), survint un climat assez froid pour donner à notre région un aspect presque sibérien : l'atmosphère devint froide et humide, les pluies furent plus fréquentes ; » sous l'influence de l'augmentation de l'humidité atmosphérique et de la diminution de la température, les Alpes, le Jura, les montagnes du Bugey, du Dauphiné et du Lyonnais se couvrent de névés et de glaciers. Les eaux de fonte se mêlant à des eaux pluviales très-abondantes, alimentent d'immenses fleuves sous-glaciaires qui ravinent les sables molassiques et pliocènes et les recouvrent d'une masse énorme de débris de roches arrachés aux montagnes, qui sont leur point de départ, ou aux moraines des grands glaciers qui les alimentent ; ces alluvions sous-glaciaires ont contribué à former les plateaux du bas Lyonnais, de la Bresse et du bas Dauphiné.

Mais les glaciers avancent toujours : le grand glacier du Rhône, formé par les branches qui venaient, l'une du haut Valais, l'autre du massif du mont Blanc, après avoir rempli le bassin du Léman, déborde par toutes les gorges du Jura, pénètre dans toutes les dépressions de

(1) Cf. De Saporta. Flore pliocène de Meximieux. (Archives du muséum de Lyon, 1875.)

cette chaîne, en rabote la surface, en égalise les aspéri-
tés, en broye les éléments et les entraîne lentement dans
la plaine bressane (1), où il s'étale comme un immense
éventail; dans cette marche envahissante, il recouvre
les alluvions glaciaires d'un manteau de boue glaciaire
et de moraines, dépôts qui sont eux-mêmes plus ou
moins remaniés par le mouvement de va et vient que les
oscillations climatériques, soit annuelles, soit périodi-
ques, impriment à cet immensè amas de glace ; enfin, le
glacier se retire définitivement, laissant derrière lui les
moraines frontales et le *lehm rouge*, produit de la tritu-
ration des roches par les glaciers et du lavage des moraines et de la boue glaciaire par les eaux de fonte et de
pluie.

Je ne veux pas essayer ici de prouver la réalité de
cette description empruntée aux auteurs cités plus haut.

Mais je crois utile d'insister sur les points suivants :

1° L'examen des matériaux qui entrent dans la composition des moraines et de la boue glaciaire, la nature
des blocs erratiques répandus sur toute la surface de la
Dombes et formés par des roches alpines : protogine,
phyllade, diorite, grès houilliers, etc., ou jurassiques :
néocomien, calcaire noir, etc., ne laisse pas de doute
qu'ils ont été arrachés aux flancs du Jura ou des Alpes.

2° La conservation de leurs angles, la présence de
stries parallèles, prouvent qu'ils n'ont pas été charriés
par des torrents, fussent-ils boueux (hypothèse ingé-
nieuse de M. Lortet père), mais bien par des glaciers,

____

(1) Chantre et Lortet. Le bassin du Rhône à l'époque quaternaire
(*Rev. scient.*, 1876, no 42. p. 363.)

seuls agents qui, de nos jours, produisent des phénomènes semblables.

3° Enfin la grande moraine frontale qui s'étend du
nord-ouest de la Dombes à Lyon, est un témoin frappant
et irrécusable de l'extension prise par les glaciers à une
certaine époque géologique. Son vaste pourtour semi-
circulaire, qu'on peut suivre aux environs de Bourg,
Châtillon-les-Dombes, Mionnay, Sathonay, Fourvières,
Sainte-Foy, etc., dessine aujourd'hui, et fait pour ainsi
dire toucher du doigt, la forme de ce grand glacier,
aussi nettement que si son immense nappe de glace
étincelait encore au soleil.

Ceci établi, j'arrive à la constitution géologique du
plateau bressan, étudiée dans ses rapports avec la formation des étangs.

La géologie de la Dombes n'est bien connue que depuis ces dernières années.

Pendant longtemps on s'est contenté de désigner,
avec Elie de Beaumont (1), les couches qui constituent
le plateau de la Dombes, sous le nom d'*alluvions anciennes de la Bresse*, ces alluvions comprenant le *diluvium* et le *conglomérat lacustre*, et reposant sur la mollasse.

Les travaux de MM. Fournet, Canat, Raulin, modifièrent peu cette manière de voir, et la
Bresse restait une des contrées les plus embrouillées de
la géologie française, quand M. Em. Benoît, chargé de
la carte géologique du département de l'Ain, publia, en
1858, un aperçu de ses recherches.

(1) Voir la Bibliographie *in fine*.

Pour ce savant, la Bresse est bien toujours. d'une façon générale, ce que Elie de Beaumont avait appelé alluvions anciennes, mais il y introduit de nombreuses divisions, et surtout il démontre qu'on trouve dans ces diverses couches des représentants des trois formations tertiaires, éocène, miocène et pliocène, comme le résume le tableau suivant :

7. Alluvions récentes. — Terrasses alluviales ;
6. Lehm à coquilles terrestres actuelles ;
5. Limon jaune ou diluvium (vulg. *terre à pisé*, etc.) ;
4. Dépôts erratiques, jurassiques et alpins ;
3. Conglomérat de cailloux ;
2. Mollasse { d'eau douce : calcaires, argiles, sables, etc. ; marine : sables, grés, poudingues, etc, ;
1. Argiles blanches, marbrées, etc., et dépôts de fer sidérolithique.

La même année, M. Pouriau, professeur à l'Ecole de la Saulsaie, donnait une description de la Dombes, faite surtout, il est vrai, au point de vue agronomique, mais qui mérite cependant d'être reproduite. M. Pouriau adopte les trois couches principales suivantes :

Le *diluvium*, en distinguant le sol arable, et le sous-sol à marbrures de peroxyde de fer, à *têtes de clous*, et à matières organiques en forte proportion;

La *couche ferrugineuse à quarzites*, ordinairement à cailloux anguleux, striés, imperméable;

La *couche à graviers perméable*, à cailloux roulés, etc

Il est facile de reconnaître que le sous-sol à têtes de clous est le *limon jaune*, que sous le nom de couche ferrugineuse à quartzites, M. Pouriau veut parler de la

boue glaciaire, et que la couche à cailloux roulés correspond aux *alluvions* sous-glaciaires.

Enfin, les études entreprises ces dernières années par
les glaciéristes ont complété la connaissance de ces travaux
et permettent de considérer dans la Dombes, en allant
des parties superficielles aux parties profondes, les couches suivantes :

5. Alluvions récentes. Lehm à coquilles terrestres actuelles ;
4. Terrain erratique. . { *b.* Limon jaune (diluvium, terre à pisé) ;
{ *a.* Boue glaciaire : moraines, blocs errati-
ques, etc.
3. Alluvions glaciaires : conglomérat de cailloux, etc. ;
2. Sables pliocènes. —Tufs calcaires de Montluel et de Meximieux ;
1. Mollasse : sable, conglomérat, etc.

1º Les couches les plus inférieures de cette coupe ne
nous intéressent qu'en tant qu'elles supportent les suivantes et que leur relief détermine en partie les ondulations qui sillonnent la surface de la Dombes. En effet,
d'après M. E. Benoît, les dépressions et les vallées actuelles de la Bresse sont dues à des bombements molassiques sous-bressans, produits eux-mêmes par des érosions, des ravinements superficiels. Partout la mollasse
de la Bresse a une stratification horizontale, et les dépôts postérieurs n'ont fait que se mouler sur ses ravinements.

2º et 3º Au-dessus de la mollasse s'étendent d'épais-
ses assises de sables, de cailloux plus ou moins agglo-
mérés en poudingue, et formant en partie ce qu'on a appelé le *conglomérat bressan*. Ces couches n'affleurent que

dans les coupures des vallées principales et aux bords du plateau de la Dombes, en suivant l'allure que j'ai déjà indiquée plus haut (v. p. 10); rappelons que ce conglomérat limite à peu près la Dombes; tandis que les limites de cette région sont très-précises au sud, à l'est et à l'ouest, où la présence du conglomérat est nettement accusée, au nord, au contraire, où rien ne sépare la Bresse de la Dombes, le conglomérat s'amincit et disparaît peu à peu.

Les parties supérieures sont le plus ordinairement formées par des amas de cailloux *roulés*, quarzites, calcaires noirs du Jura, etc., soit empâtés dans un ciment calcaire résistant, provenant par infiltration des couches supérieures, soit noyés dans un sable micacé; on n'y rencontre pas de cailloux striés. Cette couche, qui a quelquefois une très-grande épaisseur, est très-perméable. Elle représente les alluvions des immenses fleuves qui étaient alimentés par les eaux de fonte des glaciers.

4° Le terrain erratique proprement dit est la couche la plus importante de la coupe; il est formé, dans sa plus grande épaisseur, par la *boue glaciaire*, empâtant une masse de débris plus ou moins volumineux, depuis le gravier jusqu'aux blocs d'assez fortes dimensions; il est caractérisé par la présence de *cailloux* d'origine alpine ou jurassique, à angles bien conservés et à striés ordinairement rectilignes et parallèles.

Ce terrain existe dans presque toute la Dombes, surtout dans sa partie méridionale; il constitue aussi les *moraines*, qu'on peut voir en divers points de la Dombes, forêt de Seillon, près Bourg, Sathonay, etc.; aux moraines et au terrain glaciaire se rattachent les *blocs erra-*

tiques, de dimensions variables, d'origine diverse, qui sont disséminés dans toute la zône à étangs (1).

A la partie supérieure du terrain glaciaire se trouve le *limon jaune*, appelé aussi *lehm rouge*, mais qu'il ne faut pas confondre avec le lehm proprement dit; ce limon jaune recouvre toute la surface de la Dombes, même dans les localités où la boue glaciaire fait défaut; il se présente sous la forme d'une terre jaune, rougeâtre, quelquefois grise, et composée de silice, d'alumine et d'oxyde de fer; dans certaines parties de la Dombes, il perd l'oxyde de fer et l'alumine, entraînés par les infiltrations pluviales, et devient blanc et plus riche en silice; le limon jaune est, comme la boue glaciaire, tout à fait imperméable.

Je crois que plusieurs géologues confondent à tort le limon jaune et le lehm proprement dit, dans l'explication qu'ils donnent de l'imperméabilité de la Dombes. Cette confusion provient de ce que le *limon jaune* a été assimilé, avec raison, du reste, au *lehm* ou lœss de la

----

(1) On en trouvera le catalogue détaillé dans le mémoire que MM. Falsan et Chantre viennent de publier sous le titre de Monographie du terrain erratique, etc., 4° série, t. VII., p. 833 à 864, *in* Ann. de la Soc. d'agriculture, Lyon.

A propos de moraines, j'ai trouvé dans Bossi (Statistique de l'Ain, p. 204) la curieuse phrase suivante : « Les petites rivières supérieures qui coulent à l'ouest et au nord-ouest sur ce plateau charrient aussi des terres et des sables dans la Saône, mais elles n'opèrent aucun effet majeur, tandis que les amas de cailloux s'accroissent progressivement à mesure qu'on avance au Midi et vers les confluents et que, semblables en quelque sorte aux *moraines* des glaciers, leurs masses augmentent en épaisseur sur les bords du plateau. » Sans doute, Bossi était loin de penser, en 1806, qu'à soixante ans de là on démontrerait l'existence de véritables moraines sur ce plateau, qu'il décrivait si bien pour l'époque.

vallée du Rhin ; mais ce dernier n'est pas l'analogue de tous les terrains auxquels on a donné le nom de lehm.

C'est ainsi que le Fr. Ogérien, après avoir décrit le lehm à coquilles terrestres actuelles, ajoute : « Les marecages de la Bresse, formés en partie par les couches imperméables du *lehm* et des limons diluviens remaniés, occasionnent, etc. » Or, le lehm proprement dit est plus ou moins perméable, suivant que sa composition est plus ou moins argileuse. « Près d'Ars et de Savigneux, m'écrivait dernièrement M. Falsan, il y a au-dessus de la boue à cailloux striés, une épaisse couche de lehm, et à la surface du sol on ne voit aucun étang, aucune mare. »

5° Au-dessus du terrain erratique, il y a dans certaines localités, surtout dans la partie de la Bresse située au nord de Bourg, des dépôts récents à coquilles actuelles (*Cyclostoma elegans, Helix pomatia, hispida, arbustorum*, etc.), des atterrissements qui se forment encore de nos jours, etc. ; mais ces formations n'offrent aucun intérêt pour notre sujet.

Cette étude géologique, qui peut paraître un hors-d'œuvre, permet cependant de conclure :

1° Que l'expression de *lehm* ou *terrain* subapennin, employée dans tous les traités d'hygiène, doit être rejetée, au moins en ce qui concerne la Dombes, comme trop vague ou trop compréhensive ;

2° Que l'imperméabilité de la Dombes, et par conséquent la possibilité de la formation des étangs et des marais, sources de l'impaludisme, est bien due à la présence de la boue glaciaire ou de ses dérivés.

Supprimez par la pensée la boue glaciaire qui recouvre la Dombes, et vous aurez des masses énormes de cailloux, graviers, sables miocènes et pliocènes, laissant filtrer les eaux jusqu'à une certaine profondeur ; et au lieu de marais et de vastes étangs, la Dombes ne présentera plus que la surface aride d'un désert.

§ 3. ÉTUDE DU SOL, DES MARAIS ET DES ÉTANGS DE LA DOMBES.

I. *Du sol : Composition. — Aspect. — Culture.*

Le sol de la Dombes est donc constitué par un terrain silicéo-argileux provenant des dépôts glaciaires plus ou moins modifiés par des circonstances locales et l'action des agents atmosphériques. Il donne à l'analyse, d'après M. Benoît :

1. 20 à 30 0/0 de grains de quartz anguleux ;
2. 10 à 20 0/0 de sable quartzeux plus fin ;
3. Un reste formé de particules très-ténues et qui est composé de 70 à 80 0/0 de silice ;
7 à 10 0/0 d'alumine ;
3 à 5 0/0 d'hydrate de fer.

Il contient, en outre, de la chaux, de la magnésie, de la potasse, de la soude en petite quantité. Ce n'est donc pas un sol argileux, comme on le répète partout, mais un sol siliceux, à peine silicéo-argileux (1).

Sous l'influence des infiltrations pluviales, le carbonate de chaux est entraîné dans les parties plus profondes : le fer s'y rassemble sous la forme de *têtes de*

(1) Dubost : Études agronomiques, page 2.

Magnin.   3

clous en se combinant avec des acides organiques ; l'alumine s'y dispose en lits plus ou moins épais ; de telle sorte qu'on a, en fin de compte, un terrain très·pauvre en calcaire, presque exclusivement siliceux, et qui constitue le *terrain blanc* des Dombistes.

Le sol de la Dombes est, comme tous les sols imperméables, d'*aspect* variable, suivant qu'il est sec ou mouillé. Pendant les temps de pluie, les parties argileuses se transforment en une terre grasse, adhérente, compacte, dont toutes les dépressions sont converties en flaques d'eau. Dans le cours d'une sécheresse, c'est une croûte résistante, fendillée, emprisonnant étroitement les racines des maigres végétaux qui s'y sont développés.

Les parties peu argileuses, et dans lesquelles domine l'élément siliceux, se comportent à peu près de même ; car elles absorbent, comme l'a remarqué M. Dubost, pendant les pluies et durant l'hiver, une grande quantité d'eau ; et, lorsqu'elles la perdent par l'évaporation, elles se resserrent et se contractent en formant une espèce de brique.

Il n'y a donc aucune différence à faire entre ces deux modifications du sol bressan, aussi bien au point de vue hygiénique qu'au point de vue agricole.

Cet état physique du sol a nécessité une *culture* spéciale, qui a pour but de favoriser l'écoulement des eaux : le terrain est cultivé en *billons* de un mètre environ de largeur, disposés suivant l'inclinaison du sol, et séparés par des sillons qui se rendent tous dans des *chaintres*, dépressions de un à deux mètres de largeur perpendiculaires aux billons. Les chaintres se jettent dans des *baragnons* ou fossés latéraux qui conduisent les eaux dans le *bief* voisin.

Une autre conséquence de cette composition chimique et de cet état physique du sol, c'est l'*existence* de *marais naturels* dans les parties où l'eau ne peut s'écouler facilement et la *formation possible* d'étangs et de marais temporaires.

Cette distinction entre les marais et les étangs, le naturel et l'artificiel, le permanent et le temporaire, est de la plus grande importance ; c'est pour ne pas l'avoir fait qu'on a discuté, pendant des années, sur les effets des étangs ; les uns leur refusant toute influence pernicieuse, d'autres attribuant à tous indistinctement les effets nuisibles de l'impaludation.

II. — *Des marais et des étangs.*

Des *marais* véritables existent sur divers points de la surface de la Dombes : ils sont disposés principalement le long des rivières, de la Reyssouse, de la Veyle, de la Sereine, etc ; le plus considérable est celui des Échets, dont j'ai décrit plus haut la disposition spéciale : il occupe aujourd'hui 800 hectares environ.

Mais, en outre de ces marais véritables, il existe, en divers points de la Dombes, surtout aux abords des étangs, au-dessous des chaussées qui retiennent les eaux, un nombre considérable de parties marécageuses, qui se reconnaissent immédiatement aux plantes plus sombres, plus élevées, aux *Carex, Eriophorum*, etc., qui y croissent. Ce seraient ces parties seules qu'il faudrait accuser de l'insalubrité de la Dombes, suivant quelques partisans des étangs; ces derniers seraient inoffensifs par eux-mêmes et préserveraient même les habitants d'un mal plus considérable. Leur étude nous éclairera sur ce point.

Situation. — Les étangs sont établis dans les plis de terrains qui sillonnent la surface de la Dombes, au moyen d'une chaussée transversale empêchant l'écoulement des eaux.

Dans la partie la plus déclive du vallon inondé, se trouve un *bief* sorte de fossé, qui aboutit à une bonde ou *thou* établie sous la chaussée, et servant à l'évacuation de l'étang.

Par suite de cette disposition, les eaux présentent une profondeur excessivement variable, qui diminue depuis le bief jusqu'aux deux bords, et depuis la thou jusqu'à la *queue* de l'étang ; de telle sorte que, sous l'influence de variations même légères des chaleurs de l'été, toute une zone de terrain, imprégnée d'eau et de particules organiques, est mise à nu à la périphérie de l'étang et peut dégager des miasmes.

Mais si faible que soit la pente générale, elle est encore assez considérable pour permettre l'entier asséchement de la surface inondée ; car elle est en moyenne de trois à quatre millimètres par mètre dans le sens du bief, et de un à deux centimètres pour les versants. Les adversaires du desséchement ne peuvent donc pas donner, comme argument, la pente trop faible du sol, qui ne permettrait pas l'entier écoulement des eaux.

« L'existence des étangs, disent-ils, est imposée par la nature argileuse du sol, par son defaut d'inclinaison, etc. ; supprimez les étangs, d'immenses marais surgiront de toutes parts. » Un autre allait même plus loin : « L'étendue du mal est·telle qu'on ne peut trouver le remède que dans le mal lui-même (1). » De là, à proposer d'inonder toute la Dombes, à la transformer en un vaste lac, il n'y avait qu'un pas !

Il faut distinguer, du reste, deux sortes d'étangs : les étangs *blancs* et les étangs *brouilleux* ou grenouillards.

Les premiers ont plus de profondeur, des berges plus rapides ; leur surface est dépouillée de végétaux aquatiques.

Les seconds correspondent assez exactement à la description donnée plus haut : leurs bords sont faiblement inclinés, et, par suite de leur peu de profondeur, pendant la mise en eau (évolage), leur surface se couvre d'une graminée le *Festuca fluitans*, appelée *Brouille* par les Dombistes ; d'où leur nom d'*étangs brouilleux*. Il est évident que ces derniers sont plus insalubres que les étangs blancs.

Sol. — Au niveau des étangs, le sol présente des modifications d'autant plus remarquables qu'elles interviennent dans la production du miasme paludéen, objet principal de ce travail.

Les eaux de pluie de tout le bassin hydrographique de l'étang, en s'y rassemblant dans la partie la plus déclive, soumettent les parties supérieures à une sorte de lévigation qui a pour résultat d'entraîner une grande partie des éléments ténus, argile, engrais, etc. ; de telle

(1) V. Monfalcon, *op. cit.*, p. 143 ; Nolhac, (un partisan des étangs.)

sorte que les parties supérieures s'appauvrissent, deviennent plus siliceuses, tandis que la surface inondée s'enrichit à leurs dépens. Aux éléments apportés par ce *colmatage* naturel s'ajoutent toutes les matières organiques provenant de la décomposition des plantes et des animaux qui peuplent l'étang, et la quantité considérable d'azote fournie par les eaux même de pluie, qu'il est juste de passer aux profits de l'étang, puisque ces eaux n'abandonnent rien ou très-peu aux parties supérieures du bassin.

En résumé, le sol des étangs est plus argileux (1), plus riche en matières organiques, et plus profond; il peut être perméable jusqu'à un mètre de profondeur (Dubost). Il repose ordinairement sur la boue glaciaire, la couche ferrugineuse à quartzises. M. Dubost a déjà fait justice d'une prétendue couche de béton qui, au dire des cultivateurs, existerait au fond des étangs (2).

On a vu plus haut que les sols à étangs contiennent une assez forte proportion d'hydrate de fer : la présence du fer, qui est fréquente, avait été déjà observée par Rœnald Martin et lui avait fait émettre cette opinion que la *mal'aria* semblait liée à la présence de principes ferrugineux dans le sol; de même que Linné, pour une cause analogue, rattachait à l'argile elle-même la production des fièvres intermittentes (3).

(1) Il renferme une argile bleuâtre qui provient de la lévigation pluviale du limon jaune. (Em. Benoît, *op. cit.*, p. 337.)

(2) Etudes agronomiques, p. 14.

(3) Linné (*Amœnitates academicœ, de febrium intermittent. causâ*) cité par Vallin *in* art. Marais du Dict. encycl. « Il n'est peut-être pas sans intérêt, ajoute cet auteur, de rappeler le rôle important que Boussingault fait jouer à cet oxyde dans la décomposition des matières orga-

Mais la coloration rouge du sol, sur le bord d'un étang, n'est pas exclusivement due à la présence du fer; elle peut être produite par des corps organisés : j'ai souvent rencontré le *Chlorococcum coccoma*, algue rouge, excessivement commune sur le sol des étangs de la Dombes et qui paraît être une des *palmelles* observées par Salisbury (1) : cette algue se retrouve non-seulement à la surface du sol, sous forme de petits pulvinules, mais aussi dans la profondeur, en minces lits ochracés alternant avec des couches incolores. J'y reviendrai à propos du miasme paludéen. (Voy. Fig. III de la planche.)

Fournet avait été déjà mis sur la voie de la *nature organique de la coloration rouge de certains lehms* par leur charbonnage et leur traitement par la potasse et l'éther (2).

Eau. — L'eau des étangs n'a ie caractère des eaux marécageuses que dans les étangs brouilleux et dans les flaques d'eau et les fossés situés dans leur voisinage.

La teinte irisée, l'odeur et le goût caractéristique, l'acidité, signalés par les auteurs, peuvent s'y trouver, mais non constamment.

L'irisation qu'on observe à la surface des eaux croupissantes peut être due à la présence d'une petite algue microscopique : l'algue observée par Balestra dans les

.niques mêlées à l'argile ; ce peroxyde de fer est un agent oxydant énergique ; l'argile ferrugineuse paraît donc capable d'activer la combustion des principes organiques qu'elle renferme. » (Dict. encycl., 2e s., t. VI, p. 694.)

(1) *The american Journal...* 1866, t. LI, p. 52 *et seq.*

(2) Ann. de la Soc. indust. de Lyon, 1868, p. 132.

eaux des marais Pontins serait, d'après lui, iridescente lorsqu'elle est jeune et ressemblant à des taches d'huile (1). Mais ce phénomène est, généralement, purement physique ; et toute substance formant une très-mince pellicule à la surface des corps pout le produire : c'est, dn moins, ainsi qu'on explique l'irisation de la bulle de savon, de certaines anthracites, etc. L'irisation des eaux stagnantes ne pourrait-elle pas être produite par les acides gras, butyrique, formique, propionique, caproïque, provenant de la décomposition des matières organiques, et dont les recherches de Kraut (2) ont établi l'existence dans les eaux des marais ?

On a eu raison de dire que l'*acidité* signalée par plusieurs auteurs n'était ni générale, ni constante ; j'ai, plusieurs fois, constaté que l'eau des étangs de la Dombes n'avait aucune action sur le papier de tournesol.

Je n'ai fait aucune recherche sur les variations qu'elle peut présenter dans sa composition chimique.

Faune et Flore. — Rien n'est plus intéressant pour le naturaliste que l'étude des animaux et des végétaux qui caractérisent les marais et les étangs. Malheureusement, les connaissances que l'on possède sur ces organismes inférieurs sont encore trop incomplètes, pour qu'on puisse les résumer en quelques lignes. Je me contenterai de citer, parmi les nombreux infusoires qui peuplent les eaux stagnantes : *Monas termo, M. atomus, M. uva, Paramecium aurelia, Cercaria cyclidium; Enchelys ovulum, E. viridis, E. farcimen; Kolpoda cucullus, K. pocillum ; Trichoda cometa; T. cimex* (Oth. Fr. Müller).

(1) Congrès de Florence, 1869, p. 102.
(2) Cf. Vallin, art. *Marais*, p. 698.

La flore m'est plus familière, et offre aussi plus d'intérêt au point de vue médical : c'est, en effet, dans le règne végétal qu'on a cru trouver, il y a quelques années, l'organisme constituant le miasme paludéen.

Il est évident que, dans cette hypothèse, on doit le chercher parmi les végétaux les plus inférieurs de la classe des Algues ; les phanérogames (1), et la plus grande partie des cryptogames, ne peuvent être incriminés ; leur énumeration, qu'il me serait facile d'établir (2), n'aurait aucune utilité et grossirait inutilement ce travail.

Voici les algues inférieures, les plus communes, dont j'ai reconnu la présence dans les étangs de la Dombes :

I. Oscillariées.

1. *Vibrioniens.*	Vibrio lineola (Müller).	Spirillum undula (Ehrb.).
'	V. tremulans (Ehrb.).	Spirulina plicatilis (Cohn.).
	V. rugula (Müller).	Sp. Jenneri (Ktz.).
2. *Leptotrichées.*	Leptothrix rigid. (Ktz).	Hypheothrix subtiliss. (Ktz.).
	L. brevissima (Ktz).	H. lurida (Rabh.).

Et plusieurs autres espèces mêlées à des oscillaires.

(1) Les Dombistes accusent les émanations de la Flouve (*Anthoxanthum odoratum*) de donner la fièvre : cette graminée a, en effet, une odeur assez forte le matin, au moment de la floraison ; mais si elle est très-commune dans les prairies de la Dombes. elle est aussi abondante dans d'autres contrées non à fièvre. Du reste, des expériences directes, rapportées par Monfalcon, ont démontré son innocuité.

(2) On en trouvera les éléments dans :

1° Histoire natur. du Jura : Botanique, par M. Michallet :

2° Catalogue raisonné des plantes de Saône-et-Loire. par M. Carion ;

3o Etude des fleurs de l'abbé Cariot.

3. *Oscillarinées.* Oscillaria alba (Vauch.) O. tenuis (Ag.).
  O. tenerrima (Ktz.)   O. natans (Ktz.).
  O. gracillima b. circi- O. limosa (Ag.).
    nata (Ktz).   O princeps (Vauch.).

II. Nostochacées.

1. *Nostochinées.*
2. *Spermosirées.* Anabæna flos aquæ (Ktz.).
    A. circinalis (Rabh.).

III. Rivulariées.

Rivularia pisum (Ag.).   Gloiotrichia durissima b. minuta
R. mutila (Ktz.).   (Wartm.)
                                Gl. angulosa (Ag.).

IV. Scytonémées.

Scytonema natans (Breb.)   T. distorta (Ktz.)
Tolypothrix tenuis (Ktz.).

V. Chroococcacées.

Chrococcus minor (Næg.).   Microcystis æruginosa (Ktz.).
Aphanocapsa pulchra (Rabh.).   Polycystis elabens (Ktz).
— *Palmella* (Ktz.).   Coccochloris stagnina (Spreng.).
Anacystis marginata (Mengh.).   — *Palmella globosa* (Ag.).

VI. Palmellacées.

Eremosphæria viridis (De By.).
Pleurococcus roseopersicinus (Rabh.).
Glæocapsa ampla (Ktz.).

Palmella mucosa (Ktz.).
P. hyalina (Breb.).
P. miniata (Ktz).
Zooglæa termo (Cohn.)
Glæococcus mucosus (A. Braun.)

Palmodyctyon viride (Ktz.).
Tetraspora ulvacea (Ktz.).
T. gelatinosa (Desv.).
T. lubrica (Ag.)

VII. Protococoacées.

Protococcus viridis (Ag.).
Chlorococcum infusionum (Menegh.)
Chl. botryoides (Rabh.)
Chl. olivaceum (Rabh.).

Chl. coccoma — *Palmella coccoma* (Kunze).
Hydrodictyon utriculatum (Roth.), etc.

VII. Volvocinées.

Chlamydomonas pulvisculus (Ehrb.).
Volvox globator (Ehrb.).

Eudorina elegans (Ehrb.)
Pandorina morum (Bory.).
Gonium pectorale (Müller).

IX. Désmidiées et diatomées espèces nombreuses a déterminer.

Régime et historique des étangs. — Les étangs ne sont qu'un mode spécial de culture du sol : c'est la jachère en eau substituée à la culture ordinaire.

La culture en eau dure ordinairement deux années ; elle constitue l'*évolage*; la culture du terrain, l'*assec*, a lieu généralement, la troisième année, en blé ou en avoine.

La constitution de la propriété offre les particularités suivantes : le propriétaire de l'évolage n'est ordinairement pas en même temps propriétaire de l'assec ; ces l'assec est le plus souvent divisé en plusieurs parcelles ou *pies* appartenant à des propriétaires différents : ces derniers ont en outre sur l'étang des droits d'abreuvage, brouillage, champéage, etc.

Ce fait remarquable, « différence de propriétaire des deux cultures, multiplicité des propriétaires du sol, » montre bien l'origine artificielle des étangs ; question qui, du reste a été tranchée par les remarquables recherches historiques de M. Guigue (1). Il est, en effet, aujourd'hui bien établi que la Dombes n'a pas toujours été dans l'état misérable du dernier siècle et du commencement de celui-ci, et que la plus grande partie au moins des étangs a été établie à une époque relativement récente, pendant les XIIIe, XIVe et XVe siècles. Les causes principales qui ont amené cette culture spéciale sont : d'abord, la dépopulation, résultat des longues guerres féodales ; le manque de bras a fait abandonner la jachère labourée pour un système de culture auquel la nature du sol se prêtait admirablement ; la facilité de l'écoulement du poisson, dans le voisinage d'une grande ville et à une époque où les jeûnes étaient observés avec plus de rigueur ; enfin la législation spéciale protectrice des étangs, la coutume de Villars, qui considérait les étangs comme de *droit public* (2).

(1) L'histoire dans la question des Dombes. Lyon, 1873.

(2) D'après cette *coutume*, tout individu pouvant établir une chaussée a le droit d'inonder les parties supérieures qui ne lui appartiennent pas sans que les propriétaires puissent s'y opposer. « Il était de

CHAPITRE II.

DES EFFETS DES ÉTANGS.

« La tristesse, la solitude, la fièvre et la misère, voilà la Dombes ! »

Ainsi s'exprimait, il y a peu d'années, un des derniers auteurs qui aient écrit sur cette contrée.

La situation a changé depuis, et je ne sais quelle localité de la Dombes l'hygiéniste devrait visiter aujourd'hui pour avoir le spectable suivant :

« Tout est morne, tout se tait autour de lui... Quelquefois cependant, mais de loin en loin, à de grandes distances, il aperçoit, au travers d'un air imprégné de vapeurs délétères, de jeunes vieillards agitant d'une main débile une boue fétide, ou des enfants cacochymes chargés du soin de quelques vaches des plus chétives proportions. »

Ce tableau saisissant, mais empreint certainement d'exagération même à l'époque où Monfalcon (1) l'écrivait, témoigne tout au moins d'une situation hygiénique déplorable, que la plupart des auteurs attribuent à la présence des étangs. Je vais donc examiner quelle est l'influence exercée par eux d'abord sur le climat, puis sur les végétaux et les animaux et enfin sur l'homme.

droit public que les eaux pluviales ou courantes appartenant au bassin d'un étang ne pouvaient être ni retenues ni utilisées au profit des fonds supérieurs, mais devaient se rendre le plus rapidement possible dans les dépressions occupées par l'étang. »

(1) Histoire médicale des marais ou Traité des fièvres intermittentes. p. 94 (2° édition).

§ Ier CLIMATOLOGIE DE LA DOMBES— INFLUENCE DES ÉTANGS SUR L'ATMOSPHÈRE, ETC.

D'une manière générale, la Dombes fait partie du *climat rhodanien*. Ce climat règne dans la plus grande partie des bassins du Rhône et de la Saône; il est caractérisé, d'après Fournet, par :

1° Un grand écart des températures moyennes;

2° Les chaleurs intenses de l'été : les froids rigoureux de l'hiver;

3° L'énorme quantité des eaux pluviales ;

4° L'absence à peu près complète des vents du S.-O., la prédominence des vents du N. ;

5° La fréquence des orages.

Etudions quelle est l'influence des étangs sur ces conditions générales?

1° *Température.*

On a signalé depuis longtemps l'influence des grandes surfaces d'eau sur la température d'une contrée : les expériences de de Gasparin, entre autres, ont montré quelle quantité énorme de calorique était soustraite à l'atmosphère ambiante par l'évaporation de l'eau sur le sol; l'abaissement de température qui en est la conséquence a été observé dans toutes les contrées marécageuses : la Dombes ne fait pas exception. Les observations de M. Pouriau à l'école de la Saulsaie, comparées à celles faites depuis de longues années à Bourg par M. Jarrin, donnent pour la Dombes une température moyenne annuelle de 10°. Cette moyenne est inférieure à celles de toutes les stations situées sur le pourtour de la Dombes ; en effet, on trouve 11°,31 à Mâcon (Ragut), 11°,10 à Bourg (Jarrin) 12°, à Lyon (Fournet).

Le mois le plus chaud est celui de juillet où la température moyenne atteint 21° ; les mois les plus froids sont ceux de décembre et janvier.

2° *Pluie*

Ce qui caractérise la Bresse et la Dombes c'est la *hauteur exorbitante d'eau pluviale* qui y tombe par année moyenne.

La quantité annuelle de pluie, qui est de 110 centimètres à Bourg, 98 à la Saulsaie, est d'un mètre en moyenne au centre de la Dombes ; c'est presque le double de ce qui tombe à Paris (1).

Au nord de la Dombes, ce chiffre atteint même $1^m,673$ dans les années pluvieuses ; quantité bien plus forte qne celle qui tombe sur toutes les autres parties de la France (2).

Le tiers environ de cette quantité, c'est-à-dire trente cent. sur un mètre tombe en automne.

Les pluies de 30 millim. en 24 heures sont fréquentes ; elles causent les débordements des rivières et laissant les terres·imprégnées d'humidité, concourent à l'insalubrité de la Dombes (Dubost).

D'après les analyses de MM. Bineau et Pouriau, ces eaux de pluie sont très-riches en ammoniaque ; les pluies tombées sur *un hectare de superficie* pendant l'année 1854

(1) Dubost. Études , p. 28.
(2) Ogérien. H. nat. du Jura, I, p. 117.

en contenaient 29 *kilogrammes*. Fait curieux : le *maxi-mum* de la teneur en ammoniaque correspond aux mois d'*août et septembre et coïncide avec l'époque où les fièvres de la Dombes se développent dans toute leur intensité.*

Les mêmes chimistes ont constaté aussi la richesse de ces eaux en acide nitrique ; la totalité de l'eau tombée sur un hectare de terrain pendant un an en contiendrait 6 à 7 kilogrammes (Pouriau, thèse citée).

Brouillards. — L'humidité du sol, entretenue par des pluies si abondantes, déterminent en outre la formation de brouillards qui jouent un grand rôle dans la dissémination du miasme paludéen.

« Dans la Bresse, dit le F. Ogérien, le nombre des jours où il fait du brouillard est double de celui que l'on constate dans les autres régions. Ainsi dans la montagne (le Jura), ils règnent 20 jours environ, et 40 dans la Bresse, par année moyenne. »

Ce chiffre doit être encore plus élevé dans la Dombes mais je n'ai pu trouver aucune observation précise à ce sujet.

C'est à l'automne que les jours à brouillards sont les plus fréquents. Toute la plaine est alors couverte d'une « brume épaisse, lourde, opaque, rampant sur le sol avant le lever du soleil et ressemblant de loin à une mer calme et peu profonde. Les rayons du soleil matinal dissipent cette nappe brumeuse, font monter et étendre ses flots dans toute la région du vignoble, jusqu'au premier plateau... Ces brouillards sont souvent accompagnés d'une *odeur marécageuse et de fièvres.* » (1)

(1) Fr. Ogérien. *Op. cit.*, I, p. 106.

3° *Vents.*

Les *vents généraux* d'une région contribuent à la dissémination des effluves; l'étude de leur direction moyenne a donc une certaine importance; aussi reviendrai-je sur ce point de climatologie dans la partie de ce travail consacrée à l'étude du miasme paludéen, me bornant ici aux faits généraux.

Les travaux de Fournet ont appris que les vents dominants de la France sont les vents du S.-O.; ils sont aux vents du N.-E. comme 1 : 0, 18.

Mais une des particularités du climat rhodanien, c'est précisément la prédominance des vents du Nord, dans la plus grande partie de son étendue; après eux viennent les vents du Sud, ceux du S.-E. et du S.-O. ne jouant qu'un rôle très-secondaire.

Les vents du N. et du S. règnent en effet environ 200 à 280 jours par an, tandis que les S.-O. et N.-E. soufflent pendant 50 jours seulement; ils sont donc entre eux comme 1 : 0,18; c'est exactement la même proportion, mais dans un sens inverse, que celle donnée par Fournet, pour les vents généraux de la France (1).

S'il en est ainsi dans la plus grande partie de la Dombes et de la Bresse, l'ordre de fréquence change à mesure qu'on se rapproche dn pied de la falaise du Jura et du Revermont. Ici, le N.-E. et le S.-O, dominent et les vents du S. et du N. sont de plus en plus rares (2).

En outre de ces vents généraux, il existe à la base

(1) Voy. Tableau des vents, *in* Ogérien *op. cit.*, t. 1, p. 96.
(2) Cf. Thurmann. Phytostatique du Jura, p. 68.

des premiers plateaux des vents locaux ordinairement
O.-E. et E.-O., c'est-à-dire dirigés de la plaine vers la
montagne, qui enlèvent les émanations marécageuses
et les transportent dans les vallées du Revermont et du
Jura.

4° *Orages.*

L'influence des étangs de la Bresse sur la production
des pluies et de la grêle dans les contrées voisines, quoique étrangère au sujet, mérite cependant d'être citée.

« Les *nuées orageuses* venues de l'Océan par le S.-O.
sur nos chaînes, et refoulées par le vent E. dans la région
des montagnes inférieures, doivent particulièrement
éclater sur l'arête du premier plateau, *à cause des masses
énormes de vapeurs qui arrivent de la Bresse* aux nuées
orageuses... Le voisinage de la Bresse et la topographie
de notre Jura sont donc en presque totalité la cause
déterminante de la chute des orages dans notre département » (1).

5° *Composition chimique de l'atmosphère*

L'influence des étangs et des marais sur la composition chimique de l'atmosphère est peu considérable
on a noté l'élévation de la quantité d'acide carboniqu
de 4 à 8 p. 10,000 en volume : la présence de l'hydrogèn
sulfuré, de l'ammoniaque, des hydrogènes phosphorés
carburés, etc.

Les variations *ozonométriques* sont surtout intéressan

(1) F. Ogérien. Hist. nat. du Jura, t. 1, p. 158.

tes à étudier; mais les observateurs nombreux qui se sont occupés des rapports de l'ozone et de la fièvre intermittente, sont loin d'être d'accord.

D'après Schœnbein, l'ozone détruit les miasmes en les oxydant, et, réciproquement, la présence des miasmes fait disparaître l'ozone de l'atmosphère.

Pouriau dans la Dombes et Hammond en Amérique ont observé, en effet, une diminution de l'ozone coïncidant avec l'existence de fièvres intermittentes.

Mais d'autres observateurs ont obtenu des résultats différents ; pour Scoutteten, Grellois, Beckel fils, par exemple, les réactions ozonométriques seraient très-prononcées dans les pays à étangs et la fièvre intermittente n'aurait aucune relation avec elles. (Vallin, art. Marais *in* Diction.)

Contentons-nous de rappeler les observations ozonométriques que M. Pouriau a faites pendant plusieurs années dans la Dombes même: cet observateur a constaté que, « après les grandes chaleurs de l'été et alors que les fièvres commençaient à se déclarer, la coloration des papiers ozonométriques, très-intenses en Dombes jusque-là, diminuait graduellement et finissait par disparaître: ce qui indique *une atmosphère chargée de composés organiques.* »

§. INFLUENCE DES ÉTANGS SUR LES VÉGÉTAUX.

Indépendamment de l'action exercée par la nature spéciale du milieu sur la végétation et qui se traduit par une Flore particulière du pays à étangs, l'humidité du sol que ceux-ci entretiennent, détermine chez les plantes vivant dans leur voisinage, un état maladif qui se manifeste surtout par la fréquence des parasites végétaux.

Tous les auteurs donnent les marais comme la cause même de l'état maladif (1); c'est inexact. Les terrains humides ne font que prédisposer la plante à recevoir les germes et faciliter leur développement (2). On sait, en effet, depuis les recherches de Tulasne, de Bary, etc., sur le développement des Urédinées, que ces curieux organismes parcourent pendant leur vie, une série de phases, dont chacune a pu être considérée pendant longtemps comme un individu spécifiquement et génériquement différent; quelques-unes de ces phases demandent chez certains d'entre eux, un changement d'habitation, c'est-à-dire, ne peuvent s'accomplir que sur des espèces différentes souvent très-éloignées.

La Rouille, par exemple, qui atteint non-seulement les céréales, mais un grand nombre d'autres graminées, est constituée par les Urédospores (*Trichobasis rubigovera*) et les Téleutospores (*Puccinia graminum*) d'un certain champignon dont une phase (*Æcidium berberidis*) habite une plante bien différente, l'Epine-vinette. Or, ce dernier arbrisseau est excessivement rare dans la Dombes, tandis que la rouille y envahit fréquemment les champs de blé; dans d'autres localités, à Beynost, par exemple, localité très-salubre, et où j'ai étudié pendant plusieurs années, les relations qui existent entre la rouille et le *Berberis*, j'ai constaté que l'Epine-vinette est commune dans toutes les haies, tandis que la rouille ne se déve-

(1) Cf. Vallin. Art. *Marais in Dict. encycl.*, t. IV, p. 705, 2ᵉ série.

(2) Sur les Urédinées. (Association française pour l'avancement des sciences, session de Lyon, 1873.)

loppe que dans les années pluvieuses et dans les fonds très-humides. Il faut admettre, que la présence des sols marécageux, des étangs, ne donne à la plante que l'état de réceptivité nécessaire au développement des spores transportées par l'atmosphère.

Le Charbon (*Ustilago segetum*) attaque surtout les champs d'avoine. La Carie (*Tilletia caries*) envahit les grains du blé. L'Ergot dont on connaît les curieuses phases (*Sphacelia segetum, Sclerotium clavus, Claviceps purpurea*) se développe fréquemment dans le seigle de la Dombes ; je l'ai trouvé aussi chez d'autres graminées, telles que l'*Arundo phragmites* aux bords des étangs, le *Melica uniflora*, dans les bois humides, etc.

A l'automne, on voit presque tous les *Polygonum* (*P. lapathifolium. P. persicaria, P. mite,* etc.), le premier surtout, complètement déformés par l'*Ustilago Candollei* ; les étamines du *Lychnis dioica,* du *Saponaria officinalis* sont très-souvent envahies par les *Ustilago violacea* et *antherarum,* etc.

§ 3. ACTION DES ÉTANGS SUR LES ANIMAUX.

La présence des marais, disent les auteurs qui se sont occupés de leur influence sur les animaux, se traduit par l'abâtardissement des races, la diminution de la fécondité, du lait, une laine moins soyeuse, un poil moins brillant, etc.

On observe les mêmes effets des étangs, dans la Dombes.

« Comme toutes les espèces du pays, la race bovine

de la Dombes est rustique et de petite taille ; » les veaux restent chétifs ; le lait est sécrété en petite quantité et pauvre en beurre. Il en est de même des moutons : « par suite de l'humidité du sol et du climat du pays d'étangs, avant même trois ou quatre ans, les troupeaux les plus rustiques y subissent les atteintes de la *cachexie*. » On doit excepter de ce tableau, le cheval bressan dont les excellentes qualités ont été reconnues depuis long-temps. (1).

Les auteurs sont loin d'être d'accord sur l'existence chez les animaux d'affections analogues aux fièvres intermittentes. Quelques-uns l'admettent, au moins, pour certaines espèces ; Lancisi a vu, en effet, pendant une épidémie de fièvre intermittente, une épizootie enlever 30,000 bœufs; des chevaux ont été frappés par une épizootie à phénomènes intermittents survenue après un débordement de la Meuse; Dupuy a vu des phénomènes intermittents faire périr un troupeau de bœufs qui avaient [paturé dans un marais; enfin l'hydrohémie et la cachexie ont été souvent

(1) Cf. Chanel. Statistique des animaux domestiques. — Dubost, *op. cit.*, p. 140 et seq. Voici ce que cet auteur dit du cheval :

« L'espèce chevaline en Dombes a presque un passé historique. On croit généralement qu'avant l'envahissement du sol par les étangs, l'une des principales productions de la Dombes était le cheval de guerre..... L'histoire a conservé le nom et a proclamé les qualités de quelques chevaux dombistes montés par nos rois de France et surtout par les princes de la maison de Savoie..... Au fur et à mesure que les étangs se propagèrent en Dombes, les chevaux perdirent leur taille et leurs formes sous l'influence d'un régime aqueux et de mauvaises conditions hygiéniques, ils conservèrent néanmoins une grande rusticité et quelques caractères de finesse. »

observées chez les moutons qui vivent parqués dans les prairies marécageuses.

Mais, si l'existence d'accidents intermittents n'est pas clairement établie, les marais et probablement le voisinage des étangs paraissent avoir une influence certaine sur la production du charbon, de la bronchite vermineuse, du tournis, etc. On comprend, en effet, que les terrains humides rendent les animaux qui y paissent, sujets aux affections parasitaires; ces terrains constituent un milieu très-favorable au développement des larves.

A ce sujet, je puis citer un exemple intéressant de polymorphisme, encore peu connu. Les poissons des étangs sont sujets à être envahis, à certaines époques, par une espèce de *ligule* : l'année dernière, ces vers se sont développés en grande abondance, et ont déterminé une mortalité considérable du poisson.

Mon ami le Dr Duchamp suit en ce moment le développement de ces parasites, qui privés d'organes sexuels pendant leur séjour dans le péritoine des tanches, les acquièrent dans le tube digestifs des canards, après avoir été absorbés par ces volatiles (1). Notons en passant, qu'on trouve dans les œuvres de Varenne de Feuille, un mémoire sur une affection peut-être analogue, qu'il observa sur les poissons de la Dombes, en 1789; la mortalité était due, d'après cet illustre agronome, à la corruption de l'air sous la glace (2).

(1) Communication de M. Lortet au Congrès des Sociétés savantes à la Sorbonne, 21 avril 1876. (*Rev. scient..* p. 476.)

(2) Observations et mémoires sur l'agriculture et sur les causes de la mortalité du poisson dans les étangs pendant l'hiver 1789. (Lyon.)

§ 4. ACTION DES ÉTANGS SUR L'HOMME.

L'action de la malaria sur l'homme se manifeste par :

1° Des maladies spéciales, fièvre à type intermittent, etc ; 2° Des modificàtions lentes de l'organisme aboutissant à la dégradation de la race, la dépopulation de la contrée, la misère, etc.

I. Les affections spéciales aux pays à fièvre ont les caraétères suivants :

1° Retour périodique, sous des types divers, d'accès fébriles marqués par les stades de frisson, chaleur et sueur.

2° Tendance de plus en plus marquée à la récidive ;

3° Terminaison presque fatale par hypertrophie de la rate, anémie, suffusions séreuses, cachexie spéciale ;

4ᵉ Action favorable du quinquina et des sels de quinine (Vallin).

« Toutes les fièvres qui naissent dans les marais, sont infectieuses, c'est-à-dire qu'elles semblent le résultat de l'introduction dans l'organisme d'un principe toxique, d'un agent de contamination, qui souille à la fois tous les liquides. Cet agent paraît être matériel... (Coccud) (1). Presque toutes ces affections sont endémo-épidemiques annuelles avec recrudescence accidentelle ; elles sévissent toutes à l'époque de l'année où les marais sont en voie de dessèchement, quand l'élévation de la tem-

(1) De l'influence de l'impaludisme..... (Rec. des mém. de méd milit., 1866, t. XVII.)

pérature active le mouvement de décomposition organique (Vallin). »

Dans la Dombes, toutes les formes de l'intoxication paludéenne, fièvres à type intermittent et rémittent, fièvres pernicieuses, formes lavées, cachexie, etc, se retrouvent soit à l'état endémique dans les localités à étangs, soit sous forme d'épidémies se propageant dans les contrées voisines sous l'influence du transport des effluves par les vents. On y rencontre aussi fréquemment, certaines affections qui sont ici sous la dépendance de l'impaludisme, telles que les hernies, les varices, et des ulcéres à marche spéciale qui ont été étudies et décrits sous le nom d'*ulcères palustres* (1).

Mais le sujet de ce chapitre n'est pas l'étude spéciale des affections morbides aiguës ou chroniques dues à la présence des étangs, ces affections sont bien connues, et leur étude dans la Dombes ne présente rien de particulier. Mon but est d'examiner les manifestations lentes de l'impaludisme sur la population : diminution du nombre des naissances, augmentation de la mortalité, d'où abaissement de la vie moyenne et diminution de la densité de la population ; enfin son action sur le caractère, l'intelligence et même la criminalité.

Pour donner une idée de ce qu'était le Dombiste, au moment de la grande extension des étangs, je ne puis mieux faire que de reproduire le tableau tracé par Bossi (2) en 1806, et souvent cité depuis.

(1) Pacoud. Dissertation sur les ulcéres des pays marecageux. (Paris, 1803.)
(2) Bossi. Statistique de l'Ain, p. 290-292.

Un teint pâle et livide, l'œil terne et abattu, les paupières engorgées, des rides nombreuses sillonnant la figure dans un âge où des formes molles et arrondies devraient seules s'y observer, des épaules étroites, des poitrines resserrées, un cou allongé, une voix grêle, une peau toujours sèche ou inondée par des sueurs débilitantes, une démarche lente et pénible, et tout l'appareil de souffrance de l'organe pulmonaire : vieux à trente ans, cassé et décrépit à quarante ou cinquante, tel est l'habitant de la Dombes, de ce vaste marais entrecoupé de quelques terrains vagues et de sombres forêts. La vue de ce pays, cemme celle de l'espèce qui l'habite, porte la tristesse dans l'âme de l'observateur philanthrope. C'est un tombeau sur les bords duquel l'habitant traine douloureusement sa courte existence, et dont il semble chaque jour mesurer la profondeur. La santé est pour lui un bien inconnu. Né au milieu des causes d'insalubrité, il en ressent de bonne heure la funeste influence.

L'enjouement de l'enfance, l'hilarité de la jeunesse s'y observen rarement. Un état valétudinaire tient lieu chez lui de la santé : il s'endort au sein des souffrances : son réveil est pour la douleur. A peine les rayons du soleil ont-ils pénétré jusqu'à sa demeure, au travers des humides forêts, qu'il s'achemine péniblement vers un marais fangeux, dont il va humer de nouveau le gaz empoisonné, qui porte dans ses veines les causes rapides de la destruction. Tout conspire contre sa santé : son logement, ses habits, sa nourriture grossière, malsaine, peu substantielle et l'indifférence qu'il met dans le choix des eaux dontil se désaltère. surtout dans le temps des travaux pénibles. Le soleil, cet astre bienfaisant qui ranime la nature entière, accélère la décomposition des matières végétales et animales qui recouvrent la surface boueuse des étangs : et la source de la vie est pour lui une cause de mort.....

De toutes parts l'homme lutte en vain contre l'insalubrité. Son industrie bornée ne saurait l'en garantir, et découragé par des causes toujours renaissantes, ses espérances se détruisent aussitôt qu'elles sont formées. Il acquiert les idées du fatalisme, et alors, ou il devient méchant ou, ce qui est le plus ordinaire, il tombe dans un accablement funeste, seul capable de lui faire supporter les maux nombreux auxquels il est en proie, et qui lui ôte jusqu'au désir de rien entreprendre pour s'y soustraire. De là cette impossibilité de lui faire concevoir des idées d'amélioration : ses facultés industrielles semblent détruites ; il ne s'écartera jamais de la routine grossière qui lui a été tracée, et toute idée de changement est une idée pénible pour lui. Il vit seul et ne goûte aucun plaisir ; il ne visite la chaumière de son voisin que pour y chercher une femme aussi faible, aussi débile, aussi pauvre que lui ; et c'est de ces hymens, dont le flambeau ne jette qu'une pâle lueur, que doivent naître les cultivateurs, les hommes qui ouvriront, qui fouilleront la terre de ce malheureux pays.

L'habitant de la Dombes semble perdre avec une sorte de stoïcisme les êtres qui lui sont le plus chers. Le fatalisme auquel il est livré affaiblit en lui cette touchante sensibilité qui nous attache par les liens les plus doux à tout ce qui nous environne, qui nous fait partager les peines et les ennuis de ceux qui nous sont chers, qui divise en quelque sorte notre existence entre eux et nous-mêmes. Il est naturellement triste, et cela doit-être : car indépendamment de l'état de souffrance où il est presque habituellement, rien de tout ce qui l'entoure n'est capable de l'égayer. Sa propre douleur, celle des autres, ses regards ne se promenant que sur un horizon borné par des bois, des terres incultes ou peu fertiles, ne le payant qu'à regret des peines et des maux qu'il s'est donnés, la vue des étangs qui l'entourent, source éternelle de ses maladies, mais dont il ne s'éloignera jamais, sa triste et humide habitation, la misère qui l'environne, celle qui l'attend dans l'avenir, quoi de plus capable de porter dans son âme les idées les plus sombres ?

Ce tableau désolant était justifié par les relevés des naissances, des décès fait par Brun de Villars pour une période de cent années, les chiffres donnés par Bossi, Monfalcon et tous les autres auteurs qui prirent part depuis le commencement du siècle à la discussion sur l'influence des étangs. Mais la statistique fournissait souvent des arguments à la fois aux partisans des étangs et à leurs adversaires. Ce n'est que depuis les recherches de M. Valentin-Smith, recherches patientes, poursuivies pendant de longues années et publiées par leur auteur de 1851 à 1860, qu'on possède des données statistiques certaines sur le mouvement de la population de la Dombes.

M. Marion (de Trévoux), en voulant combattre les résultats obtenus par M. Smith, produisit de son côté des chiffres intéressants. Enfin en 1862, M. Rollet reprit toutes ces données au point de vue médical, les compléta en différents points, dans un article publié en partie par la *Gazette médicale* de Lyon (1), et dont la suite a paru dans les Annales d'hygiène (2).

Voici quelle était en 1862, la situation démographique de la Dombes.

Cinquante communes de la Dombes et de la Bresse, occupant une surface de 92,801 hectares, avaient 17,500 hectares de cette surface couverts d'étangs.

Sur ces 50 communes, 37 formant ce qu'on appelle le *pays d'étangs*, avaient à elles seules 16,354 hectares d'étangs, soit 21 0[0 de la surface totale.

La population moyenne n'y était que de 24 habitants par kilomètre carré, alors qu'elle est de 67 habitants dans le reste de la France.

La vie moyenne qui est de trente-cinq ans en France, n'était que de vingt ans et onze mois dans la Dombes d'étangs, si l'on tenait compte des immigrants.

L'excédant des naissances sur les décès, dans les 37 communes d'étangs, n'avait été de 1842 à 1843 que de 1400 naissances, soit 35 par an ; à ce taux, il aurait fallu 500 ans pour que la population doublât, tandis qu'en France elle doit doubler en cent cinquante-neuf années. Et encore doit-on rapporter au nombre considérable d'*immigrants,* une partie de l'excédant des naissances et de l'accroissement de la population.

L'examen des tableaux de recrutement, montrait que le nombre des exemptés pour causes physiques aug-

1) *Gaz. méd. de Lyon,* 14e année, 1862, p. 53.
(2) *Annales d'hygiène,* 2e série, t. XVIII, 1862. p. 227.

nentait avec la surface inondée dans les cantons à étangs : le canton de Chalamont n'avait même pu, en certaines années, fournir son contingent.

Depuis cette époque, un chemin de fer a été établi qui traverse la Dombes dans sa plus grande étendue ; 3000 hectares d'étangs ont été desséchés ; quel a été le résultat de ces travaux sur la population de la Dombes? C'est ce que je me propose de rechercher, en prenant pour point de comparaison, les chiffres donnés par MM. Smith et Rollet.

I. *Rapport du nombre des fiévreux avec l'étendue des étangs et le desséchement.*

M. Hervé-Mangon, dans un rapport manuscrit au ministre de l'agriculture et du commerce (1), avait cherché à établir par années le nombre des fiévreux de chaque commune ; il s'était adressé pour obtenir ces renseignements aux maires et aux curés ; les conclusions de ce travail, sont que le *nombre des fiévreux* dans les différentes parties de la Dombes, *est proportionel à l'étendue des étangs.*

Le tableau suivant l'exprime, en effet, assez bien :

	Rap. de la surf. inon. à la surf. tot. de la comm.	Nombre de fiév. par 100 habit.
Birieux..............	0.426	73
Lapeyrouse...........	0.423	94
St-Marcel	0.390	69
Bouligneux..........	0.327	51
Marlieux............	0.360	77
Villars.............	0.346	31
St-Paul-de-Varax....	0.333	34
St-Nizier-le-Désert...	0.332	4

Etc.

(1) *In* Archives de la préfecture de Bourg.

D'après le même savant, le desséchement des étangs dans la commune de Villeneuve, a été suivi de la disparition de la fièvre ; il en a été de même des environs de la Saulsaie et du château de Montriblond, très-insalubres avant le desséchement (1).

Le desséchement des 6,000 hectares d'étangs opéré depuis 1863, a-t-il produit un résultat semblable? la constatation en est assez difficile : le mode d'investigation employé par M. Hervé-Mangon ne peut l'être par tout le monde; et du reste des renseignements fournis par des maires et des curés n'offrent peut être pas toutes les garanties désirables. J'ai préféré recourir à d'autres sources. Le mouvement de l'hôpital de Bourg, dont la population est recrutée surtout parmi les fiévreux des contrées environnantes, doit suivre les oscillations de l'intensité de la fièvre en Dombes, et bien que beaucoup de fébricitants n'aillent pas à l'hôpital, que d'autres se rendent à Lyon ou dans les hôpitaux des villes voisines, celui de Bourg, placé à proximité, peut être considéré comme une sorte de baromètre suffisamment sensible des variations d'intensité de la manifestation paludéenne. Les résultats donnés par le tableau A (2) et résumés ci-dessous sont assez favorables.

Les nombres proportionnels des fiévreux paraissent entrer dans une phase de décroissance manifeste; en effet, si l'on met de côté les écarts de 1872 et 1873, dont je n'ai pas eu le temps de rechercher les causes, on voit que, depuis 1869, époque à laquelle une grande partie

(1) Voy. Rollet. (*Gaz. méd. de Lyon*, 1862, p. 54.)
(2) Voy. à la fin de l'ouvrage, tableau A. Mouvement de l'hôp. de Bourg.

Année.	Nombre de malades entrés à l'hôpital.	Nombre des fiévreux.	Rapport des fiévreux.
1865 (1)	984	162	16.4 %
1866	1227	212	17.2 —
1867	1473	260	17.6 —
1868	1590	319	20 » —
1869	1338	191	14.2 —
1870	1213	154	12.7 —
1871	1377	151	11 » —
1872	1337	262	19 » —
1873	1447	308	21.3 —
1874	1163	198	17 » —
1875	1057	133	12.5 —

du desséchement avait déjà eu lieu, l'hôpital ne reçoit plus que 14, 12.7, 12.5, et même 11 fiévreux sur 100 malades, au lieu de 16, 17 et 20 qui se présentaient constamment auparavant.

II. *Densité de la population.*

La densité de la population est faible dans toutes les contrées palustres.

Dans la Dombes d'étangs, on ne comptait, en 1856, que 24 habitants par kilomètre carré ; tandis que la moyenne de la France était à la même époque de 67 têtes pour la même surface (2).

(1) Ces chiffres m'ont été obligeamment relevés par MM. Crouzet. internes de l'hôpital de Bourg. Les chiffres donnés pour l'année 1865 représentent le mouvement de l'hôpital du 1er avril au 31 décembre 1865.

(2) Valentin-Smith. Statistique du département de l'Ain. Paris, 1858, p. 25. — Rollet. *Annales d'hygiène*, 2e série, t. XVIII, 1862, p. 227.

En opérant sur 42 communes, M. Dubost (Etudes, p. 45) trouvait

D'après les recherches que j'ai faites, en me servant du dernier recensement (1872), et qui ont porté sur les 34 communes d'étangs, les *plus inondées* (voir le tableau B), la population moyenne de la Dombes s'est élevée, depuis 1856, de 24 à 32.3 habitants par kilomètre carré.

Sans doute, on ne doit pas mettre cette augmentation remarquable sur le compte seul du desséchement, dont l'influence ne peut se faire sentir encore ; c'est surtout à l'immigration favorisée par le chemin de fer des Dombes et les industries qu'il a amenées à sa suite, qu'est due l'augmentation de la population moyenne de la Dombes.

Si l'on prend chaque commune en particulier et que l'on étudie les variations survenues dans leur population moyenne, en comparant les chiffres établis en 1856 et 1862, par M. V. Smith et Rollet, avec ceux que j'ai calculés d'après les données fournies par le recensement de 1872, on obtient les faits intéressants consignés dans le tableau suivant :

Communes.	Nombre d'habitants par kil. carré en	
	1856	1872
Birieux..............	16.4	15.3
Lapeyrouse..... ...	17.8	19.8
Bouligneux.........	18.6	19.2
Joyeux........... ..	18.6	17.2
St-Germain-d-Renom	19.3	21.7
Versailleux.........	21.1	22.7
St-Nizier-le-Désert..	21.4	25.1

à la même époque 33 habitants par kil. carré ; mais ce chiffre supérieur était dû à l'appoint de communes peu inondées, dont la densité s'accroît rapidement : en effet, pour le reste de l'arrondissement de Trévoux, dont fait partie la Dombes d'étangs, la population moyenne est de 90 hab par 100 hectares.

Le Plantay	21.7	28 »
St-André-le-Bouch ..	22 »	22 »
Le Monteillier	22 »	23.5
Sandrans..........	22.1	22.1
St-Trivier-s-Moign ..	24.2	32.2
St-Paul-de-Varax ...	26.4	28.9
La Chapelle-du-C...	26.5	30.1

Dans ce tableau, les communes sont ordonnées suivant la valeur de plus en plus grande de leur densité en 856; or, on peut vérifier qu'à part les communes de Birieux et de Joyeux qui ont subi une légère diminuion, celles de Saint-André-le-Bouchoux, Sandrans, qui ont restées stationnaires, la population moyenne des autres a augmenté en conservant à peu près le même ordre.

De plus si, pour les 10 communes de la Dombes, dans

	Augmentation de la pop. m. de 1856 à 1872.	Surface desséchée par rapport à la surface totale des étangs en	
		1870	1875
Birieux (1)...........	— 1.1	10 %	10 %
Bouligneux..........	+ 0.6	11 —	12 —
Versailleux..........	1.6	27 —	30 —
Lapeyrouse..........	2 »	20 —	20 —
St-Paul-de-Varax....	2.5	18 —	20 —
St-Nizier-le-Désert ...	3.7	56 —	60 —
St-André-de-Corcy ...	4.6	33 —	55 —
Le Plantay	6.3	78 —	78 —
Marlieux	10.2	40 —	44 —
Villars	15.4	31 —	31 —

esquelles les étangs occupaient en 1862 plus des 0 p. 0[0 de la surface totale de la commune, on met en

(1) V. le tableau C.

Magnin.

regard : 1° la différence en plus ou en moins de leurs densités en 1856 et 1872 ; 2° le rapport de la surface des étangs desséchés depuis 1862 à la surface totale occupée par les étangs auparavant, on peut constater que les chiffres exprimant l'augmentation de- la densité croissent dans le même sens que ceux représentant le desséchement.

La commune de Birieux dans laquelle on observe par exception une diminution de la densité est aussi celle où l'on a le moins desséché (10 hectares seulement sur 100 hectares d'étangs.)

Les 3 dernières communes demandent aussi quelques observations. Le Plantay n'appartient pas à la 1re catégorie des communes du pays d'étangs, puisqu'il n'avait que 25 p. 0[0 de sa surface inondée, mais j'ai crû devoir le comprendre dans le tableau à cause de la surface considérable d'étangs qui a été desséchée, qui est presque des 3[4 de la totalité. L'accroissement de Marlieux et de Villars qui n'est pas en rapport avec la surface desséchée, s'explique par la situation de ces bourgs sur le chemin de fer. au centre de la Dombes, et l'immigration considérable qui s'y est produite.

III. Vie moyenne.

On peut calculer la vie moyenne :

1° En divisant la population par les naissances ; c'est un procédé rapide, mais qui ne donne pas des résultats suffisamment exacts : il a été employé par M. Mathieu pour calculer la vie moyenne de la France dans l'annuaire du Bureau des longitudes, et par M. le docteur Marion dans ses études sur la Dombes (1).

2° En additionnant la totalité des âges des personnes décédées, et en divisant la somme des années vécues par le nombre des morts. C'est un procédé excessivement long, fastidieux, mais c'est le seul qui donne la vérité absolue. Il a été mis en usage par M. Valentin Smith pour un certain nombre de communes de la Dombes : je n'ai eu le temps de faire ce long travail que pour quatre des plus intéressantes communes des pays d'étangs : Birieux, Villars, Bouligneux et Saint-Nizier-le-Désert.

1° *Rapport des naissances à la population.* — Si on recherche quel est le taux de la vie moyenne établi d'après le rapport des naissances à la population, on trouve que pour les dix communes formant la première section du pays d'étangs (voyez tableau B et D), il y a eu 173.9 naissances par année moyenne, de 1869 à 1875, pour une population de 6,066 habitants, soit une vie moyenne de 34 *ans* 88.

Ce chiffre, comparé avec celui obtenu par M. Marion pour une période de six ans, comprise entre 1853 et 1858, et qui était de 157.56 naissances pour une population de 5,111 habitants, soit une vie moyenne de 32 ans 44, montre qu'il y a eu depuis une augmentation de la vie moyenne de 2 *ans* 5 *mois.*

Ces calculs, étendus à 24 communes de la Dombes d'étangs (voyez le tableau D), donnent 385.9 naissances pour une population de 13,283 habitants, soit une vie moyenne de 34 *ans* 15 *jours*; M. Marion trouve

(1) Recherches statistiques sur la Dombes, etc. 1860, p. 26.

32 ans 9 mois (632 naissances pour 20,697 habitants)
comme vie moyenne dans 40 communes pendant la période de 1853 à 1858. Nous trouvons donc toujours un
accroissement de près de 2 ans dans la vie moyenne.

D'après M. Mathieu (Annuaire du bureau des longitudes), la vie moyenne, pour toute la France et pendant
la période de 1842-1847, serait de 35 ans.

2° *Rapport des décès à la population.* — Dans les dix
communes de la première section, il y avait en moyenne,
pendant la période de 1853 à 1858, un décès pour 31 habitants (Marion).

D'après le tableau E, on voit que, pour une population de 6,066 habitants, il est mort en moyenne, de 1869
à 1875, 148 personnes par an, soit un *décès pour* 40 *habitants.*

En opérant sur les 24 communes du tableau E, on
trouve pour la même période une moyenne annuelle de
322 décès 9 sur une population de 13,283 habitants, ce
qui fait un *décès sur* 41 *individus.* Ce même rapport avait
été de 1 *sur* 32 de 1853 à 1858.

La Dombes aurait donc atteint la moyenne de la
France et de l'Europe, qui est de 1 décès sur 40 personnes.

Cette notable différence en faveur des dernières années provient des deux causes principales suivantes :
diminution du nombre absolu des décès accusée par le
tableau comparatif F et due probablement à l'influence
de conditions hygiéniques meilleures; augmentation de
la population par les immigrants.

3° *Rapport des naissances aux décès.* — La comparaison des naissances et des décès (voir tableau F) dans
24 communes d'étangs, pendant la période 1869-1875,
donne un résultat qui ne s'était encore jamais présenté
en Dombes.

En effet, nous y trouvons 2,714 naissances pour 2,277
décès, soit un excédant de 437 naissances pendant 7 ans'
ou d'un peu plus 62 *naissances par an.* Cet excédant, ré-
parti sur 13,263 habitants, aurait pour résultat *de faire
doubler* la population de la Dombes en **212** *ans 6 mois.*

Si l'on rapproche ces chiffres de ceux fournis par les
anciens recensements, on trouve une amélioration considérable. De 1802 à 1843, il n'y a eu qu'un excès de
35 naissances par an : il fallait alors **500** *ans* pour que
population doublât, alors qu'il suffisait de 159 ans
pour doubler la population de la France entière.

4° *Vie moyenne d'après la somme des âges vécus.* — La
vie moyenne, qui est de 35 ans pour la France, s'abaisse
à 26 ans dans les pays marécageux (Sausset et Price);
elle tombe plus bas encore dans la Dombes, où elle était
de 24 *ans* seulement dans la période de 1833 à 1858.

La vie moyenne a été encore plus faible au siècle dernier; en effet, M. Brun, curé de Villars, ayant analysé
les relevés des décès des 100 années du xviiiᵉ siècle dans
10 communes de la Dombes, avait trouvé une vie
moyenne de 21 ans 8 mois (Bossi).

M. Valentin Smith a calculé de même la vie moyenne
des 16 communes du canton de Châtillon, dont 10 font
partie de la Dombes d'étangs : il l'a trouvée de 19 ans
7 mois. Il a constaté aussi que le terme moyen de la vie

s'abaisse avec la quantité des étangs : dans les 5 cor
munes les plus inondées, la vie moyenne est de 18 ar
5 mois; elle remonte à 20 ans 4 mois dans les 5 qui
sont moins.

Bien que le desséchement d'une partie des étangs sc
récent et n'ait déjà pu produire des résultats appréci
bles, il était cependant intéressant de rechercher si ⬝
modification était survenue dans la vie moyenne depⱶ
ces dernières années. Mais l'analyse des registres de l
tat-civil, analyse qui doit être faite avec soin et en di
tinguant les originaires, les immigrants, les mort
nés, etc., est très-longue; je l'ai faite seulement po
4 communes de la Dombes d'étangs et pour une pério
de 7 années. J'ai séparé soigneusement les décès ⬝
originaires de la commune ou *indigènes*, des originai⬝
d'une autre commune de la Dombes d'étangs ou *Do
bistes,* des immigrants proprement dits venant d'ⱶ
partie voisine mais salubre du département de l'Ain
d'un autre point de la France. J'ai retranché aussi, a⬝
la plupart des statisticiens, les morts-nés du total ⬝
décès, mais seulement dans le calcul de la vie moyen
car leur nombre absolu est important à conserver com
une des manifestations de l'impaludisme.

Voici l'analyse des résultats consignés dans les
bleaux G placés à la fin de ce travail.

1. *Dans la commune de Birieux,* nous voyons que d
les années 1869-1875 il y a eu 38 décès dont

    18 d'individus nés dans la commune,

      9   —   nés dans la Dombes d'étangs,

      9   —   étrangers à la Dombes;

Les 18 originaires ont vécu 345 ans 99, ce qui donne une vie moyenne de 19 *ans*.

Si l'on comprend dans le calcul les individus nés hors de Birieux mais dans la Dombes d'étangs, on trouve 27 décès ayant vécu 774 ans, soit une vie moyenne de 28 *ans* 8 *mois* pour les Dombistes.

Elle était précédemment de 14 ans 2 mois (1852-1856) ou de 21 ans 5 mois (1838-1858).

Depuis 1863 on a desséché 1/10 des étangs de la commune.

2. *Bouligneux* · de 1869 à 1875 : 75 décès
dont 28 originaires,
35 Dombistes,
10 immigrants;

Les 28 originaires ont vécu 404 ans 64, soit une vie moyenne de 14 *ans* 5 *mois*.

Les 63 Dombistes, 1,775 ans 64, ce qui donne 28 *ans* 2 *mois*, comme terme moyen de la vie.

La vie moyenne avait été de 18 ans 2 mois dans la période 1838-1858 et de 20 ans 11 mois pendant 1852-1856.

Depuis 1863 on a desséché 12 p. 100 de la surface des étangs.

3° *Villars*. — De 1869 à 1875, 272 décès,
dont 118 indigènes.
86 Dombistes,
52 immigrants.

Les 118 indigènes ont vécu 1317,05 années, soit en moyenne 11 *ans* 2 *mois*.

Les 204 Dombistes, 4939 ans 1 mois 20 jours, soit une moyenne de 24 *ans* 2 *mois* 15 *jours*.

De 1838 à 1858, la vie moyenne avait été de 19 ans 8 mois, et pour la période 1852-1856, de 23 ans 4 mois.

Près d'un tiers de la surface occupée par les étangs, a été desséché depuis 1863.

4° Saint-Nizier-le-Désert. — Dans ces 7 dernières années il y a eu 93 décès, dont 45 originaires.

37 Dombistes,
9 immigrants.

Les 45 originaires n'ont vécu que 247 ans 35, soit une vie moyenne de 5 *ans* 5 *mois*; sur ces 45 décès, 25 n'avaient pas atteint leur première année !

Si on ajoute aux originaires, les Dombistes, on trouve une vie moyenne de 21 *ans* 3 *mois*, chiffre plus faible que celui de la période de 1852-1856, qui était de 23 ans, un peu plus élevé que celui de 20 ans 2 mois, obtenu pendant les années 1838-1858.

60 p. 100 de la surface inondée ont été desséchés depuis 1863.

	Rapport de la surface couverte d'étangs à la surface de la commune.	VIE MOYENNE				Surface desséchée
		De 1852 à 1856	De 1835 à 1858	De 1869 à 1875		
				Originair. seuls.	Dombistes.	
Birieux.....	0.426	14.2	21.2	19 »	28.8	0 10
Bouligneux.	0.327	20.11	18.2	14.5	28.2	0.12
Villars.....	0.346	23.4	19.8	11.2	24.2	0.31
St-Nizier ...	0.332	23.10	20.2	5.5	21.3	0.60

En résumé, en plaçant en regard les analyses de ces 4 communes, on arrive à ce résultat inattendu, que la vie moyenne diminue, tandis que le coefficient de desséchement augmente; mais la période étudiée ici est trop courte et trop rapprochée (1) des travaux de dessèchement, pour qu'on puisse tirer des données qu'elle fournit des conclusions précises.

Ce travail, dont je n'ai voulu donner ici qu'un aperçu, doit donc être repris entièrement; il devra porter sur toutes les communes de la Dombes d'étangs, et être suivi pendant un certain nombre d'années avant qu'on puisse porter un jugement quelconque sur les résultats du desséchement au point de vue de la démographie de la Dombes.

L'examen des tableaux G donne lieu à d'autres considérations intéressantes.

M. Villermé a démontré que dans les pays d'étangs toutes les causes délétères agissent avec une grande énergie sur les enfants.

La mortalité considérable qui frappe l'enfance dans la Dombes, et qui enlève 15 à 20 p. 100 des naissances dans la première année, paraît diminuer, bien qu'elle soit encore très-élevée.

Ainsi, dans les 4 communes de

	Naissances.	Ayant vécu moins d'un an.
Birieux..............	49	8
Bouligneux.........	84	15
Villars.............	340	55
St-Nizier-le-Désert ..	135	26
	608	104

(1) On sait que les premières années qui suivent les travaux de desséchement sont quelquefois très-meurtrières.

on trouve 104 enfants ayant vécu moins d'un an sur 608 naissances, soit une proportion de **17** p. 100.

Dans cinq années analogues analysées par M. Valentin-Smith, de 1842 à 1847, ce rapport avait été de **26** p. 100 (1), comme le montre le tableau suivant :

	Naissances.	Ayant vécu moins d'un an.
St-André-le-Bouch..	40	8
La Chapelle.........	38	13
Condeyssiat	124	56
Romans............	95	22
Sandrans...	109	19
	406	118

La mortalité pour les années suivantes, quoique moindre, contribuait pour beaucoup à la dépopulation de la Dombes, et certainement ce n'est pas assez, pour cette contrée, que de dire avec Malte-Brun : « L'ordre que la mort observe en frappant les hommes, est un des phénomènes les plus admirables de la nature. Avant la 22 année, la moitié d'une génération est dans le tombeau (2). »

IV. *Aptitude militaire.*

L'examen des tableaux de recrutement donne la preuve manifeste de l'influence nuisible des étangs sur la population. Ainsi, tandis qu'en France, sur 100 jeunes gens appelés, on n'en repousse que 15 à 16 (près d'un 1/6 comme impropres au service (3), dans la Dombes, le chif

(1) *Op. cit.*, p. 25.
(2) Géographie universelle, t. II, p. 640.
(3) Dufau. Traité de statistique, 1840, p. 174.

fre des réformés s'est élevé à 65 p. 100, dans certains cantons, pendant la période 1852-1857.

Le tableau suivant, emprunté aux statisticiens cités plus haut (1), montre nettement le rapport qui existe entre le nombre des réformés et la surface inondée par cantons.

Cantons.	Réformés pour 100 soldats.	Surface occupée par les étangs et par canton.
Chalamont.........	65	23 p. %.
Saint-Trivier.......	62	17
Chatillon	60	8
Montluel	47	6
Trévoux...........	40	8
Meximieux	39	8

L'examen des variations de la taille donne un rapport analogue. Ainsi, tandis que la taille moyenne des contingents est, en France, de $1^m,657$, et, dans le département de l'Ain, de $1^m,658$, elle s'abaisse à $1^m,627$ dans le canton de Châtillon et à $1^m,620$ dans celui de Chalamont « Cette progression descendante, en raison directe du nombre des étangs, est une chose assez remarquable, » observe M. Valentin-Smith (2).

Si l'on compare les données fournies par les tableaux de recrutement pendant les dernières années (1866-1874) (3) avec la période étudiée par M. V.-Smith, de 1837 à 1841, voici ce que l'on obtient :

Canton de Trévoux (21 communes, dont 6 d'étangs). De 1837 à 1847, il y a eu 188 réformés sur 292 appelés, soit **64,38** p. 100, sur lesquels

---

(1) *Ann. d'hyg.*, 2ᵉ série, t. XVIII, p. 228.
(2) Notions statistiques sur la Dombes, etc.. p. 16.
(3) V. tableau H à la fin.

24 pour défaut de taille,

15 pour hernies.

12 pour varices.

De 1866 à 1874, nous trouvons 212 exemptés sur 398 appelés, soit **53,2** p. 100, dont

11 pour défaut de taille,

13 pour hernies,

10 pour varices.

Canton de Châtillon (16 communes, dont 9 d'étangs). De 1837 à 1847 , 323 appelés, dont 303 réformés, soit **90,71** p. 100, dont 57 pour défaut de taille,

6 pour hernies,

33 pour varices.

De 1866 à 1874 , 417 appelés , dont **283** exemptés , soit **67** p. 100 , dont 20 pour défaut de taille,

27 pour hernies,

6 pour varices.

Canton de Chalamont (11 communes, dont 8 d'étangs). De 1837 à 1847, 159 appelés, dont 161 réformés, soit **101,25** p. 100, sur lesquels 30 défaut de taille,

5 hernies,

18 varices.

De 1866 à 1874, 135 exemptés sur un contingent de 149, soit **90,6** pour 100, dont 10 défaut de taille,

7 hernies,

6 varices.

En résumé : 1° Diminution proportionnelle des exemptés, et par suite des réformés ;

2° Conservation de l'arrangement des cantons d'après l'étendue de leur surface inondée ;

3º Diminution des réformes pour varices et défaut de taille. Augmentation des réformés pour hernies.

§ V. Historique de la question des étangs.

L'insalubrité de la Dombes tient-elle aux étangs?

Cette question, qui ne partage plus les hygiénistes, a passionné les esprits pendant ces 80 dernières années, de 1783 à 1863 (1).

Jusqu'à la fin du siècle dernier, aucun auteur (un ou deux exceptés) (2), ne fait allusion à l'insalubrité de la Dombes, ou du moins n'accuse les étangs de la production des fièvres intermittentes.

Guichenon (3), le président Messimi (4), Collet (5), Lalande lui-même (6), ou célèbrent la Dombes comme un bon et agréable pays, ou innocentent les étangs de toute influence malfaisante.

Les étangs étaient alors considérés comme d'utilité publique; ils furent, en effet, pendant longtemps la seule

(1) Consulter Philibert le Duc. Etude sur Varenne de Fenille, Paris, 1869, p. 80-151.

(2) Brossard de Montanay (l'auteur des Noëls bressans), parlant au nom du tiers-état, exprime le vœu, en 1683, que « l'imposition fut si grande sur le poisson, que la noblesse et l'Église soient contraintes de tenir en *assec* toujours les étangs, parce que l'air serait meilleur au pays..... et la province s'en peuplerait davantage. » *In* Phil. le Duc, *op. cit.*, p. 85.

(3) Histoire de la souveraineté de Dombes, éditée en 1863 par M. Guigues.

(4) Mémoire adressé au duc du Maine, édité par M. Péricaud, dans: De la suppression des étangs. Lyon, 1862.

(5) Explication des statuts, 1693.

(6) Etrennes historiques de 1755.

culture possible par suite de la dépopulation de la Dombes, conséquence des guerres de la féodalité ; ils fournissaient de plus à Lyon le moyen de faire maigre 145 jours de l'année ; cette raison ne peut être rejetée, malgré les dénégations de Bossi (1), celles ironiques de Nolhac (2) et autres, car elle est invoquée à plusieurs reprises par la coutume de Villars (3).

La polémique prit naissance en 1783 : bien qu'elle n'ait jamais entièrement cessé, elle a subi [depuis cette époque des périodes de recrudescence et des moments d'arrêts qui permettent d'établir deux phases principales: l'une s'étendant de 1783 à 1812 après laquelle la cause des étangs paraît gagnée ; la deuxième qui commence en 1837 après un silence de 25 ans et se termine en 1863 par la convention passée avec la compagnie des Dombes.

La première phase peut elle-même se subdiviser en deux stades. Le premier, de 1783 à 1793 commença par les mémoires de Thomas Riboud, Aubry, Richard, Dr Baudot, membres de la Société d'émulation de l'Ain, accusant les étangs de la dépopulation du pays. Quelques années après, Varenne de Fenille, reconnaissant aussi leur influence désastreuse, distingue avec soin les étangs blancs, des étangs brouilleux ; cette sage mesure n'est pas gardée par la municipalité de Joyeux qui, en 1790, formula sa fameuse *motion* concluant à l'abolition des étangs comme *odieux, nuisibles à l'homme et cause trop réelle de la dépopulation.*

---

(1) Statistique du département de l'Ain, p. 541.
)(z Démonstration, etc., 1839, p. 103.
(3) Ph. le Duc. *Op. cit.*, p. 81.

A ces attaques, des anonymes répondent en 1791 en prenant la défense des étangs, Varenne de Fenille réfute leurs arguments dans ses *Nouvelles observations*. Puis viennent par ordre de date divers décrets de l'Assemblée nationale (24 nov. 1791, 19 sept. 1792) et enfin le décret du 14 frimaire an II de la Convention prescrivant le *desséchement immédiat de tous les étangs*, décret trop radical qui ne pouvait être et ne fut pas mis à exécution.

Après un arrêt de 7 ans, la question est reprise de nouveau par Th. Riboud, de Belvey, partisans du desséchement, mais dans une certaine limite. L'administration préfectorale nomme alors une commission composée de MM. de la Bévière, Greppo, Guillin, Groffier et Vaulpré dont les études donnèrent naissance à plusieurs mémoires contradictoires : presque tous ses membres étaient hostiles au desséchement, du moins à un desséchement immédiat et général et la commission concluait « que la suppression absolue ou même partielle des étangs serait une calamité. » M. le président Picquet d'un avis contraire, engagea une polémique avec MM. de la Bévière, Geoffray, Monfrin, qui dura plusieurs années; M. Picquet ne parvint pas à faire triompher son opinion; en vain tenta-t-il de « raviver la lutte par ses *Troisièmes observations*, en 1812; on ne daigna pas répondre à son appel; la cause des étangs paraissait gagnée. »

En 1837, après un intervalle de 25 ans, la discussion renaît, à la suite de plaintes portées devant le Conseil général de l'Ain. Une nouvelle commission composée das agronomes Chevrier-Corcelles, Puvis, Pingeon, Jaëger et des Drs Bottex, Hudellet et Thiébault se montra moins favorable aux étangs ; en même temps, une foule de brochures étaient échangées entre MM. Guerre, Nolhac, Ponchon, partisans des étangs et leurs adversaires, MM. de Monicault, Greppo (fils), Bottex, Digoin (1) Bodin.

La polémique entraîna souvent ceux qui y prirent part dans de curieuses exagérations. Tandis que la plupart des médecins, des agronomes instruits, des administrateurs connaissant parfaitement le pays, regardaient les étangs comme la cause principale de l'insalubrité de la Dombes, ils s'en trouvaient d'autres qui les considéraient « comme la source de toute existence possible et de tout bien être (2). » Si certains adversaires des étangs ne demandaient rien moins que *l'expropriation de toute cette Bresse si justement appelée pays d'étangs* (3) et le desséchement immédiat de tous les étangs, quelle que fût leur nature, des partisans allaient jusqu'à dire : « *on devrait élever des autels* à ceux qui, les premiers, ont eu l'idée de construire des étangs dans la Dombes et de tirer ainsi parti de ce sol (4). » Ou bien : « tout périt dans la Dombes sans les étangs, ils en sont l'*âme* (5). »

Il serait trop long d'analyser toute cette discussion

(1) M. Ph. le Duc, dans son ouvrage si intéressant, place M. Digoin parmi les partisans des étangs : tout ce que j'ai lu de lui le montre comme un adversaire et même un adversaire ardent.

(2) V. Ponchon. De la Dombes agricole, de ses étangs, etc., 1839, p. 8.

(3) M. Digoin. *In* Soc. d'agriculture de Trévoux, cahier nᵉ 5, p. 41.

(4) Dr Vaulpré. Cours de culture des étangs de la Bresse ou Mémoire sur l'importance et l'utilité de ses étangs, p. 49.

(5) Nolhac. Démonstrations, etc., 1839, p. 166.

qui n'a plus aujourd'hui le même intérêt : qu'il suffise de dire qu'à partir de 1850, grâce aux mémoires de MM. Puvis, rapporteur de la Commission d'hygiène, Valentin Smith, sur la statistique de la Dombes, Pourian, Dubost, au point de vue géologique et agronomique les étangs perdent de jour en jour des partisans : la discussion ne porte plus que sur la rapidité, le mode de desséchement, le rôle de l'Etat, l'utilité d'une prime, etc. et autres questions accessoires. Enfin, au commencement de l'année 1863, une convention est passée avec la compagnie du chemin de fer des Dombes qui s'engage moyennant une subvention de 1500,000 francs à dessécher une surface de 6000 hectares d'étangs dans un délai de 10 ans. Ces travaux sont presque entièrement achevés à l'heure actuelle.

En terminant, examinons sur quels arguments s'appuyaient les partisans des étangs pour soutenir leur utilité et s'opposer à leur desséchement.

On peut les résumer ainsi :

1° L'imperméabilité du sol et le défaut de pente entretiennent à la surface de la Dombes des marais permanents, source véritable de l'insalubrité du pays.

2° Les étangs sont le seul remède à apporter à ce mal nécessaire : leurs profondes et grandes masses d'eau étant moins insalubres que les marais.

3° La culture en étangs est la seule possible dans la Dombes, par suite du manque de bras : c'est aussi la seule productive.

4° La Dombes a été peuplée et riche ; la misère n'est survenue que depuis les essais de dessèchement.

Dans la première partie de ce travail on a pu voir que

Magnin.   6

si l'imperméabilité du sol est en effet absolue et irrémédiable, la pente est presque partout plus que suffisante pour l'écoulement des eaux : que les étangs sont comparables aux marais par leurs effets, dus sinon à leur masse tout au moins à leurs bords alternativement à sec ou recouverts, à l'humidité qu'ils entretiennent dans les parties voisines et qu'ils convertissent en marais, etc.

Quant aux arguments tirés de la culture, les agronomes les ont réfutés facilement (voyez Dubost, ouvrage cité),

Les données fournies par la statistique et résumées dans les pages qui précèdent établissent, je crois, que la situation de la Dombes s'est améliorée d'une manière sensible depuis ces dernières années.

Enfin, les recherches de M. Guigues ont renversé l'argument historique en démontrant que les étangs sont d'établissement récent, et en confirmant ce que Monfalcon disaitdéjà, il y a plus de cinquante ans (1).

« La Bresse a été heureuse et riche ; de vastes forêts couvraient ses plaines ; ses villes étaient habitées par une population nombreuse, elle possédait des troupeaux immenses, etc..... Une pensée inconcevable précipita l'Europe sur l'Asie, et un fanatisme aveugle enfanta les Croisades. Les campagnes se dépeuplèrent ; des bras manquèrent à l'agriculture ; les propriétaires voyaient une partie de leurs champs incultes ; ils établirent des etangs. Ce genre d'exploitation réussit : de grandes villes, voisines de la Bresse, ainsi que d'innombrables couvents faisaient une consommation abondante de poissons. La cupidité s'éveilla, les étangs se multipliè-

(1) Monfalcon. Traité, etc., p. 150.

rent... sous l'influence d'une loi absurde, qui fit des propriétaires d'étangs une classe privilégiée. La coutume de Villars décida du sort de la Bresse. »

La Dombes n'est pas l'unique exemple de ces changements survenus dans la fortune d'un pays sous l'influence désastreuse de l'impaludisme. Il en a été ainsi de l'ancienne Étrurie où s'élevaient les villes florissantes de Rosselle, Populonia, Tossa, etc., et qui, aujourd'hui, se trouve changée en ce qu'on appelle les *Maremmes toscanes* (1)!

CHAPITRE III.

DU MIASME PALUDÉEN.

Dans une étude complète du miasme paludéen, je devrais examiner d'abord les preuves de son existence, et, celle-ci démontrée, étudier les conditions qui favorisent son développement, la dissémination du miasme sous certaines influences atmosphériques, chercher enfin à pénétrer la nature de cet agent morbifique.

Les premières questions sont bien connues, et n'offrent rien de spécial à étudier dans la Dombes; il n'en est pas même de la diffusion des effluves sous l'influence des vents, ni de la nature du miasme qui a donné lieu à des hypothèses récentes qu'il est intéressant de discuter; c'est ce qui explique le développement inégal donné aux différentes parties de cette étude.

(1) Salvagnoli. *In* Congrès de Florence, 1869, p.67.

§ 1. DU MIASME PALUDÉEN. PREUVES DE SON EXISTENCE. CONDITIONS QUI FAVORISENT SON DÉVELOPPEMENT.

On donne, en général, le nom de *miasmes* à des particules très-ténues qui se dégagent des corps vivants ou en décomposition. Lancisi a créé le mot d'*effluves* pour les vapeurs et l'ensemble des particules qui se dégagent des eaux stagnantes, réservant le terme de *miasmes* pour les émanations des corps vivants, de l'homme en particulier.

Cette distinction est bonne; elle a été du reste adoptée par presque tous les auteurs; mais il faut convenir que l'expression de *miasme paludéen* est très-commode pour le discours : je l'emploierai donc indifféremment avec celles d'effluves ou d'*émanations marécageuses* dont se sert Monfalcon.

Cet auteur a donné des *émanations* une définitionassez générale pour être reproduite ici : « J'appelle émanations marécageuses, dit-il, des particules extrêmement ténues, dissoutes dans la vapeur d'eau, ayant l'air pour véhicule, ordinairement invisibles, mais quelquefois aperçues médiatement au-dessus des marais, sous forme de brume ou de nuages, quelquefois inodores, souvent d'une odeur désagréable, fade, nauséabonde, presque toujours insipides, qui se dégagent plus ou moins abondamment dans l'atmosphère, suivant la nature des eaux stagnantes, les conditions de l'air et sa température (1). »

Leur *existence* a été niée par quelques observateurs,

(1) Monfalcon. Traité, etc., p. 46.

Burdel, entre autres, qui, ne pouvant saisir, isoler les émanations, ont dit qu'elles n'existaient pas.

L'existence du miasme paludéen est établie sur les considérations suivantes :

1° Apparition de certaines formes différentes de maladies, dominantes partout où existent des marais ;

2° Épidémies causées incontestablement par l'action directe, positive des émanations marécageuses ;

3° Transport de ces émanations, par les vents, quelquefois à une grande distance ;

4° Individus séjournant quelques heures près d'un marais, ou passant en voiture ou en chemin de fer dans une contrée marécageuse, et saisis de fièvre intermittente quelques jours après s'être éloignés de ce lieu (1)

Les *conditions nécessaires* au développement des effluves ont été bien étudiées : je me contente de les résumer dans les points suivants :

1° Existence de marais ou de masses d'eaux stagnantes, à découvert ou souterraines, spontanées ou artificielles.

2° Mouvements de terrains, établissements de tranchées, canaux, chambres d'emprunt de chemins de fer, etc.

3° Évaporation se faisant sur une surface de terre couverte d'une petite quantité d'eau, mise presque à découvert et exposée aux rayons du soleil ; d'où danger plus grand des étangs brouilleux et inocuité relative des grandes masses d'eau ; diminution des cas de fièvres, si l'été a été très-sec ou très-pluvieux ; action des saisons, alter-

(1) Voy. Monfalcon. *Op. cit.*, p. 46. — Pantaleoni. *In* Congrès de Florence, p. 73. — Viaud. Etudes sur les effluves des marais. Th. de Paris, 1870, n° 173.

nativement très-chaudes et très-pluvieuses, d'où fréquence plus grande des effluves en automne.

4° Action de la radiation solaire qui élève les effluves à une grande hauteur dans l'atmosphère au milieu du jour ; les effluves se condensent et retombent vers le soir.

5° Influence des vents généraux de la contrée, transportant les effluves à de certaines distances.

§ 2. DISSÉMINATION DU MIASME PALUDÉEN SOUS L'INFLUENCE DES VENTS GÉNÉRAUX ET LOCAUX DE LA DOMBES.

On ne peut mettre en doute le rôle important de la direction et de l'intensité des vents dans l'hygiène d'une contrée ; ils renouvellent l'air qui se corrompt facilement dans les villes, les bois, les marais, et, comme le dit Monfalcon, d'après Hallé :

« L'influence nuisible des eaux stagnantes y est supérieurement corrigée toutes les fois qu'un air très-libre et très-mobile en balaie aisément la surface : elle devient, au contraire, très-préjudiciable, toutes les fois que le mouvement de l'air est arrêté par quelque obstacle dans la direction la plus salutaire. »

Si ces observations se vérifient dans beaucoup de localités marécageuses, dans des vallées profondément encaissées, par exemple, il faut reconnaître qu'elles paraissent impossibles à appliquer à la Dombes, dont la surface ondulée, peu profondément vallonée, permet une aération facile, et où cependant la fièvre règne en souveraine ; mais la contradiction n'est qu'apparente ; les vents y ont aussi une influence considérable, ils contribuent à la débarrasser des effluves qui la couvrent ; mais ce n'est qu'en les transportant dans les contrées voisines et quelquefois à d'assez grandes distances.

Les exemples d'un pareil transport du miasme paludéen sont nombreux ; quelques-uns sont tellement curieux que je ne puis moins faire que les rappeler, bien qu'ils soient étrangers à la Dombes.

Tout le monde connaît cette observation rapportée par Lancisi et reproduite depuis par tous les auteurs, de trente Romains surpris, en se promenant vers Ostie, par un coup de vent ayant passé sur les marais de la campagne romaine : vingt-neuf d'entre eux gagnèrent la fièvre.

Pantaléoni a cité au Congrés de Florence plusieurs faits analogues. Sur le chemin de Frascati, aux environs de Porta-Furba, il y a, dit-il, un espace d'un demi-kilomètre où l'air est chargé de miasmes : si l'on ne prend pas de précautions, on y attrape presque à coup sûr la fièvre, seulement en passant par là en voiture.

On sait qu'un léger obstacle, un bois par exemple, suffit pour arrêter le miasme : aux exemples connus, on peut ajouter le suivant donné par le même auteur. A Rome, les quartiers malsains de la ville sont aujourd'hui ceux des plus hautes collines, ceux où jadis vivait la masse de la population, depuis qu'un pape eut la malheureuse idée de faire couper des bois qui défendaient la ville éternelle du côté méridional et barraient le passage au vent du midi venant des marais Pontins (1)

L'extension de la malaria aux parties de la Dombes

(1) Pantaleoni. *In* Congrès de Florence. 1869, p. 76-77 .

dépourvues d'étangs se fait de la même manière, sous l'influence des vents : on l'a reconnu depuis longtemps. Ainsi, Bossi dit en parlant de Saint-Trivrier-sur-Moignans : « l'air y est épais et malsain, et l'on ne peut douter que la cause principale de cette insalubrité ne doive être attribuée aux vapeurs méphitiques des étangs que le vent du sud rabat sur cette ville (1). »

Monfalcon, à propos des épidémies qui ont sévi en Angleterre en 1765 et 1766 et qui furent occasionnées en grande partie par des vents d'est, couvrant la Grande-Bretagne des émanations exhalées par les marais, reconnait que « des observations semblables ont été recueillies dans la Bresse : partout où il y a des eaux stagnantes, l'action des vents aide beaucoup à la propagation de l'infection (2). »

Le même auteur est plus explicite dans le passage suivant : « Les parties les plus malsaines de la Bresse sont situées au *nord-ouest* ; on y trouve moins d'étangs que dans les autres : mais c'est là le point auquel le vent du *midi* aboutit après avoir balayé toutes les plaines marécageuses de cette contrée. Les vapeurs atmosphériques sont interceptées par le côteau sur lequel sont placés Sulignat, Neuville, Vandins, etc. ; elles se réfléchissent sur les habitations qui bordent les petites rivières appelées Irance et Vieux-Jonc : ce n'est qu'après avoir serpenté pandant longtemps, en suivant le cours de ces deux ruisseaux, qu'elles trouvent une issue entre Buellas et Moncet, à l'intersection du coteau et s'épanchent dans le large vallon où coule la Veyle.

(1) Bossi. Statistique de l'Ain, 1808, p. 176.
(2) Monfalcon. Traité, etc., p. 343.

Vonnas, quoique placé sur le revers est peu salubre ; car là s'arrête le courant d'air impur que le Renom entraîne avec lui (1). »

On a aussi observé que la commune de Lent qui n'a plus d'étangs aujourd'hui, mais est située au nord de la Dombes, est une des plus fiévreuses. (Dubost).

Chatenay a une insalubrité plus forte que ne l'indique la proportion des étangs, parce que, d'après M. Hervé-Mangon, il est situé dans une vallée marécageuse orientée du nord au sud, le long de laquelle sont établies les habitations. (Rollet, *in Gaz. méd. Lyon* 1862).

La propagation du miasme paludéen dans les contrées situées à une certaine distance de la Dombes, n'a jamais été indiquée que d'une manière fort vague ; les quelques auteurs où j'ai trouvé des traces de cette extension le font brièvement ou n'en donnent pas la véritable cause.

C'est ainsi que Bossi rapporte simplement le fait suivant : « L'air de Pont-d'Ain, dit-il, est très-fiévreux en été..... Il paraît que l'air de ses environs était plus pur à cette époque (au moment du séjour de Marguerite d'Autriche), qu'il ne l'est devenu depuis par l'extension progressive qu'ont pris les étangs de la Dombes (2). » Or, Pont-d'Ain est à l'Est de la partie moyenne de la Dombes, au pied de la falaise jurassique, et par conséquent sous les vents fréquents du sud-ouest, vents dont je veux démontrer l'influence pernicieuse sur toutes les contrées situées à l'est et au nord-est du plateau bressan.

(1) Monfalcon. Traité, etc.. p. 159.
(2) Bossi. *Op. cit.*, p. 80.

Les seules observations précises sont celles dont le Fr. Ogérien se fait l'écho en affirmant que « ces miasmes fétides remontent jusqu'aux régions du vignoble et du premier plateau, y déterminent des maladies que la salubrité du climat local semblerait exclure. (1) »

Un autre passage du même auteur est assez démonstratif pour que je le cite textuellement :

La vaste plaine ondulée de la Bresse, au sol rougeâtre en général argileux et imperméable, forme une immense cuvette orientée vers le S. et le S.-O., couverte par de nombreux étangs et faite pour ainsi dire exprès pour favoriser en tous points une évaporation extrèmement abondante. D'autre part, les vents S. et S.-O. qui précèdent et accompagnent presque toutes les pluies, soufflent particulièrement sur la Bresse avec une grande intensité. Les vapeurs que produit sans cesse le bassin bressan sont chassées par les vents sur le flanc de nos chaines, où la basse température de ces régions condense cette masse énorme (2).

Depuis plusieurs années je me livre à une sorte d'enquête, et partout, à Bourg, dans le Revermont, à Saint-Amour, etc., j'ai pu m'assurer que sous l'influence des vents du sud-ouest, les cas de fièvre intermittente devenaient plus nombreux ; ce fait m'était encore tout récemment confirmé par plusieurs médecins de ces localités, entr'autres par le Dʳ Brevet qui l'a constaté pendant le cours de sa longue pratique médicale à Bourg.

Toutes ces observations ne semblent de prime abord prouver qu'une chose c'est que la dissémination du miasme se fait sans règle constante, au nord, au sud, ou à l'est ; mais si on les coordonne en se rappelant

(1) Histoire nat. du Jura, t. I, p. 161.
Ogérien. *Op. cit.*, p. 117.

les particularités météorologiques des climats rhodanien et jurassique, on verra clairement que cette propagation est soumise aux lois suivantes :

1° Dans les parties avoisinant la Dombes et situées directement au nord ou au sud de cette contrée, la dissémination du miasme se fait sous l'influence des vents nord-sud, vents prédominants dans la plus grande partie du plateau bressan. (Observat. de Lent, et autres communes situées au nord de la Dombes ; Châtenay, etc. ; Montluel, ville placée au sud, etc.)

2° Les faits de Pont-d'Ain, Bourg, du Revermont et de la lisière du Jura, localités situées à l'est et au nord-est de la Dombes, et au pied de la falaise jurassique, s'expliquent par les vents du sud-ouest et de l'ouest qui deviennent de plus en plus *prédominants à mesure qu'on s'avance vers le pied du Jura*. (Guyétant, Thurmann (1), Ogérien (2).) En effet, si dans la plaine ce sont les vents du nord et du sud qui dominent, plus on se rapproche de la chaîne jurassique, moins les vents du nord et du sud sont fréquents et plus les vents de l'ouest soufflent souvent (3) Une autre coïncidence curieuse, c'est que ces vents sud-ouest deviennent précisément plus fréquents à l'automne, au moment de la plus grande activité des emanations marécageuses.

Les *vents locaux* contribuent aussi à la propagation du miasme à l'est de la Dombes : tout le long de la falaise du Jura règnent deux courants de sens contraire, l'un O.-E, l'autre E-O ; le premier n'a pas d'influence, puisqu'il arrive des montagnes du Jura : mais le vent

(1) Phytostatique du Jura, p. 68.
(2) *Op. cit.*. p. 97.
(3) Voy. précédemment p. 41.

E.-O. qui se manifeste dès le matin, de l'aube du jour au lever du soleil, peut contribuer à transporter les miasmes ; ce vent est produit par l'échauffement des masses d'air situées au sommet des montagnes sous les premiers rayons du soleil ; cet air se dilate, s'élève et alors l'air de la plaine monte pour remplacer le premier, attiré dans les vallées du premier plateau, comme dans de véritables cheminées d'appel (1).

Ce transport des effluves par les vents locaux et sous l'influence de la radiation solaire dans les parties élevées avoisinant les étangs ou les marais, explique pourquoi ce ne sont pas toujours les parties basses qui sont les plus insalubres ; nous avons vu que le fait a été signalé à Rome et Pantaléoni rappelle qu'en 1849, lors de l'occupation française, la plupart des troupes ayant été logées au sommet de l'Avantin et du Palatin, 1200 hommes sur 1600 furent atteints de la fièvre, jusqu'à ce qu'on se fût hâté de les caserner dans les parties basses de la ville (2).

Des observations analogues sont communes dans la Dombes ; Monfalcon par exemple, rapporte ce qui suit:

« Le petit bourg de Neuville-les-Dames, est placé sur une hauteur fort au-dessus de Châtillon, ville de la Bresse, située à peu de distance, dans un vallon et entourée d'eaux stagnantes très-malfaisantes. Cependant il n'y a pas moins de fébricitants dans l'un de ces lieux que dans l'autre, et souvent il y en a davantage... Le même fait s'est présenté à mon observation dans le hameau de Saint Paul, à peu de distance de Villars. On regarde généralement en Bresse, les hauteurs comme

(1) Ogérien. Ibid., p. 102.
(2) Congrès de Florence, p. 77.

des lieux dont l'insalubrité est plus grande qu'auprès
des étangs (1). »

A Bourg, dit le même auteur, lorsque les fièvres ré-
gnaient annuellement, elles commençaient toujours
dans les parties les plus élevées de la ville ; les rues
basses les recevaient plus tard et en étaient délivrées
plus tôt (2).

Mais l'expérience la plus curieuse est celle rapportée
encore par Monfalcon et que je reproduis textuellement
à cause de son originalité :

« L'administration de la Bresse, dirigée par M. Barberet, médecin
« chargé spécialement de l'hygiène de cette contrée, fit faire, il y a
« plus d'un demi-siècle, des expériences pour déterminer compara-
« tivement la salubrité des bas-fonds, celle des prairies et celle des
« mamelons ou coteaux de la Dombe marécageuse. Une partie consi-
« dérable de la Bresse est couverte de monticules d'une belle végé-
« tation : une autre partie est formée par des prairies humides. L'o-
« pinion vulgaire faisait des sommets les lieux les plus sains, et des
« bassins les lieux les plus salubres. Pour vérifier le fait, on plaça,
« sur dix à douze clochers situés au point le plus élevé des mame-
« lons les plus hauts. des draps flottants, tous de toile blanche de
« la même qualité, tandis qu'au fond des prairies les plus basses et
« les plus humides, on en disposa d'autres en nombre égal, étendus
« et soutenus chacun par des perches, à la hauteur de 3 ou 4 toises;
« tous restèrent dans la même position pendant un même nombre de
« jours et de nuits: et ce temps écoulé, ils furent examinés avec soin.
« On reconnut: 1° que les draps placés dans les bas-fonds et les
« prairies marécageuses étaient imprégnés d'humidité. bien qu'il
« n'eut pas plû pendant leur exposition : 2° que ceux des hauteurs
« étaient au contraire couverts de taches noires, jaunes, vertes, livi-
« des, qui attestaient le dépôt d'émanations délétères. La même expé-
« rience, répétée plusieurs fois, et dans diverses saisons, donna cons-
« tamment les mêmes résultats, quoiqu'on eût l'attention de faire
« lessiver chaque fois les draps et de les changer de positions, en
« mettant ceux des clochers dans les bas-fonds. et ceux des bas-fonds
« sur les clochers.» (p. p. 80-81).

(1) *Op. cit.*. p. 79.

Tel est le rôle des vents locaux et généraux de la Dombes dans la dissémination du miasme ; cette action des vents démontre qu'ici comme ailleurs, le miasme paludéen ne se diffuse pas dans tous les sens, mais consiste en un corps pesant transportable par les vents ; ces recherches jettent par conséquent quelque lumière sur la nature de la malaria, dont l'étude est le sujet du paragraphe suivant :

§ 3. DE LA NATURE DU MIASME PALUDÉEN.

La nature du miasme paludéen a donné lieu à de nombreuses recherches et à d'aussi nombreuses hypothèses : l'électricité, l'ozone, les gaz qui se dégagent des marais les animalcules, les végétaux inférieurs ont été successivement incriminés. L'exposé de l'hypothèse de la nature *végétale* des effluves, devant seul m'occuper dans cette étude, je résume rapidement les autres théories don M. Vallin a donné du reste, un exposé assez comple (sauf quelques inexactitudes que je signalerai plus loin dans son remarquable article *Marais* du Dictionnair encyclopédique.

I. En dehors des organismes animaux ou végétaux on a cru trouver la cause de l'insalubrité des marai dans :

1° *Les agents impondérables*, tels que l'électricité, etc c'est ainsi qu'Eisenmann, Hirsch, Armand, attribuer la production des fièvres intermittentes à l'augmer tation ou au changement d'espèce d'électricité atmos phérique ; Burdel à la soustraction brusque de l'éle tricité sous l'influence de la chaleur et de l'humidité; Durand de Lunel à des phénomènes électriques analogues.

2° On l'a aussi recherché dans les *gaz* qui se dégagent de l'eau ou de la vase des marais. Les observations de Volta sur le bord du lac Majeur, furent le point de départ des recherches chimiques de Daniel, Gattoni, Moscati, Brocchi, Rigaud de l'Isle, Julia de Fontenelle, Chevreul, Savi et Boussingault.

Quelques-uns d'entre ces expérimentateurs attribuèrent les fièvres intermittentes à l'action de ces gaz, des carbures d'hydrogène par exemple ; mais Rigaud de l'Isle et Julia, n'observèrent aucune différence de composition chimique entre l'air le plus mal sain et l'air le plus salubre, si ce n'est la présence d'une substance d'origine organique.

Rappelons ici les variations de la quantité d'ozone et de la richesse ammoniacale des eaux de pluies signalées par M. Pouriau dans la Dombes, et coïncidant avec la période de développement des fièvres.

3° *Les produits non-gazeux* tenus en suspension dans l'air des marais et qu'on peut obtenir par divers procédés : en recueillant la rosée sur des plaques de verre exposées horizontalement dans le voisinage d'un marais; en condensant la vapeur de l'atmosphère d'un pays à fièvre sur les parois d'un vase contenant de la glace, ou bien en faisant passer l'air lui-même dans l'eau distillée au moyen d'un appareil à aspiration continue, etc. ; les dépôts floconneux qu'on obtient ainsi, doivent être examinés chimiquement et microscopiquement ; il faut de plus les soumettre à des expériencess soit d'inoculation, soit de cultures.

L'analyse chimique *élémentaire* n'a pas donné de résultat. Il conviendrait, ainsi que le dit M. Ch. Robin, de
rechercher plutôt les principes *immédiats* en procédan
stœchiologiquement (1).

L'examen micrographique a été fait par plusieur:
observateurs; les cellules contenues dans ces flocon:
ont été rapportées par les uns à des algues, par d'autre:
à des champignons, etc.

La rosée provenant de la condensation de la vapeu
d'eau des marais et les dépôts floconneux administrés
des animaux ont déterminé des accidents de diverse na
ture : tremblements (expériences de Meirieu fils sur de
lapins), hydrohémie (expériences de Gasparin sur de
moutons), etc.

Enfin on peut considérer comme une culture les ol
servations de Lemaire sur les phénomènes qui survien
nent dans la vapeur d'eau condensée et conservée dar
un tube. Mais ces expériences, ces analyses, ces cultur:
n'ont jeté aucun jour sur la nature du miasme et do
vent être reprises à nouveau.

4° Les *émanations* des plantes des marais (princip:
volatiles, huiles essentielles, etc.) seraient pour que
ques auteurs (Boudin), la cause des fièvres intermi
tentes.

II. L'hypothèse faisant du miasme paludéen un org:
nisme inférieur animal ou végétal, est très-ancienne.

Collumelle, Palladius, Vitruve,... Kircher, Lange, etc
croyaient que les effluves étaient constituées par d

(1) Des miasmes. des virus. (*Gaz. des hôp.*, août 1856.)

myriades de petits insectes invisibles s'introduisant dans les poumons par la respiration.

De nos jours, ceux qui admettent la nature organique des effluves comprennent l'action de ces organismes inférieurs de façons bien différentes : pour les uns, ils agiraient en sécrétant une sorte de venin (Bouchardat), ou un ferment (Berthelot), ou bien ils constitueraient le ferment lui-même (Lemaire) ; enfin Salisbury, Balestra, Selmi, etc., les considèrent comme de véritables parasites.

La présence d'une *matière organique* dans les effluves est établie par les faits suivants :

1º Observations ozonométriques de MM. Pouriau, etc., constatant qu'après les grandes chaleurs de l'été, et alors que les fièvres commencent à se déclarer, la coloration des papiers ozonométriques, très-intense jusque-là, diminue graduellement et finit par disparaître ;

Analyse des eaux pluviales de la Dombes par MM. Bineau et Pouriau, montrant que le *maximum* d'ammoniaque coïncide avec la période d'extension des fièvres.

Ces deux observations indiquent une atmosphère chargée de composés organiques (1).

2º Constatation de cette matière organique par les divers procédés indiqués plus haut, depuis Brocchi (de Rome), trouvant des flocons albumineux dans les liquides provenant de l'air insalubre ; Rigaud de l'Isle, constatant dans les mêmes liquides des flocons de matières animales (1810) ; Julia (1819), Meirieu (1829), etc., et une quantité d'observateurs plus récents. On peu

(1) Dubost. Etudes agronomiques, etc., p. 43.

Magnin. 　　　　　　　　　　　　　　　　　7

citer à ce sujet les Recherches de M. Gigot-Suard (1)
qui, ayant fait passer l'air des marais dans des tub
remplis d'acide sulfurique, a constaté la présence
nombreux fragments de feuilles, fibres, cellules, d
débris d'insectes, des tardigrades et des infusoires e
tiers (2).

On arrive à démontrer la nature *végétale* du miasn
paludéen de deux manières : 1° par exclusion; 2° p
l'observation.

Les preuves données par la première méthode ont é
assez bien résumées par Pantaleoni. «Il est éviden
dit-il, que la substance qui constitue le miasme doit êt
quelque chose de *pondérable*, puisqu'elle reste accum
lée sur la surface des marais et ne s'élève pas à u
grande hauteur. Il ne s'agit donc pas d'électricité, ni
magnétisme, ni de chaleur. En même temps ce miasn
ne doit pas être très-lourd, puisque le vent peut l'e
porter à 50 ou 60 kilomètres de distance et être enco
assez puissant pour produire des maladies très-grave
Il ne peut pas être un *poison minéral*, car aucun miné
ne produit de tels effets; ce n'est pas non plus un c
méphitique, un *gaz* délétère, puisqu'il serait dilué
dissipé dans l'atmosphère : c'est un produit évidemme
du règne *végétal*, car il ne se développe que là où c
végétaux poussent (3).»

Toutes ces conclusions ne sont pas également rigo

(1) Recherches expérimentales sur la nature des émanations ma
cageuses. Paris, 1859.

(2) Les dessins en sont reproduits dans Bouchut. (*Pathol.*
1875. p. 127.)

(3) Pantaleoni. *in* Congrès de Florence, 1869, p. 81.

reuses ; la dernière, en particulier, « que le miasme paludéen doit être un végétal, parce qu'il ne se développe que là où des végétaux poussent, » est sujette à discussion ; les infusoires animaux se développent en grand nombre en même temps que les végétaux inférieurs dans toutes les eaux stagnantes : on pourrait aussi bien en conclure l'origine ou la nature animale .du miasme paludéen, et l'on comprend que M. Salvagnoli ait protesté contre les conclusions si affirmatives de MM. Balestra, Selmi, Pantaleoni, en disant qu'il ne saurait, « dans l'état actuel de la science, se mettre d'accord avec ceux qui croient que, dans le miasme paludéen, il n'entre aucun élément animal et qu'il soit entièrement de nature végétale. Cette opinion est celle aussi de M. le professeur Bechi, qui l'a fait connaître dans ses intéressants travaux sur la malaria, qui datent de 1859 (1). »

Comme nous le verrons plus loin, M. Lemaire a constaté également la présence et des *microphytes* et des *microzoaires* dans. l'air de la Sologne.

Les mouvements de terrains suivis d'apparition de fièvres fourniraient un meilleur argument, car on ne trouve guère sur ces surfaces fraîchement remuées que des algues inférieures.

L'examen direct donne des résultats plus satisfaisants quant à la nature végétale du miasme paludéen, moins certains quant à sa détermination.

En effet, les partisans d'un miasme de nature végétale ont fait intervenir :

1° Des spores de champignons (Mitchell, Massy, etc.);

2° Des algues du groupe des Palmelles (Salisbury) ;

(1) Salvagnoli *in* Congrès de Florence, p. 115.

3º Des algues du groupe des Oscillaires (Hallier, Schürtz);

4º Des algues indéterminées (Van den Corput, Balestra, Selmi, Hannon, etc.).

1º *Spores de champignons.* — J.-K. Mitchell (1849) aurait observé des cas de fièvres intermittentes chez des individus ayant respiré un air chargé de spores de champignons ; Mitchell aurait de plus trouvé une grande quantité de spores dans leurs bronches et les mucosités de leurs poumons (1). Mais l'auteur ne donne aucune détermination, et l'on ne peut savoir sûrement quel est le genre de cryptogame qu'il a observé.

W.-A. Hammond (1863), dans son Traité sur l'hygiène (2), considère comme plausibles, *a priori*, les théories de Mitchell sur la nature fongoïde de la malaria. Enfin le docteur Massy, de Ceylan (1865), aurait observé aussi la coïncidence certainement remarquable de la présence d'une quantité énorme de champignons microscopiques dans l'atmosphère, l'eau de puits, l'urine et l'expectoration des fébricitants pendant une épidémie de fièvre intermittente (3). Il donne une description de la mucédinée trouvée par lui ; mais on ne voit pas dans ses observations le rapport généalogique qui réunit ce champignon à la production de la fièvre.

(1) J.-K. Mitchell. On the cryptogamous origin of malarious and epidemic fevers. (Philadelphie, 1849.)

(2) Hammond. A Treatise on Hygiène. (Philadelphie, 1863.)

3) Dʳ Massy. On the Prevalence of Fongi in Jaffna (*Army médical Report for* 1865, t. VII, p. 539.)

2° *Palmelles.* — Salisbury est le seul auteur qui ait produit des observations et des expériences favorables aux Palmelles. C'est à tort que M. Vallin indique Van den Corput comme ayant fourni des faits analogues : l'observation du médecin belge se rapporte, comme on le verra plus tard, à des algues de nature indéterminée.

Le travail de Salisbury a assez occupé l'attention au moment de sa publication en France, dans la Revue scientifique et les Annales d'hygiène, pour que j'entre dans beaucoup de détails à son sujet (1).

On peut le résumer dans les points suivants :

1° En examinant l'expectoration des fébricitants, l'excrétion salivaire de personnes habitant les pays à fièvre, Salisbury a trouvé au milieu de cellules diverses de diatomées, de desmidiées et de spores fongoïdes, d'autres petites cellules oblongues, isolées ou agglomérées, à nucléus distinct entouré par une enveloppe cellulaire lisse, avec un espace plus clair en apparence vide situé entre la paroi de la cellule et le noyau. Salisbury conclut, d'après leur apparence, que ces cellules ne sont pas des champignons, mais des algues ressemblant beaucoup aux palmelles.

2° Ces palmelles sont les seules formes cellulaires, parmi toutes celles observées dans les sécrétions examinées, qu'on est sûr de trouver constamment dans les

(1) On the cause of intermittent et remittent Fevers, with investigations wich tend to prove that these Affections arc caused by certain species of Palmella by J.-H. Salisbury. (In *The Americ. Journal of the Medical Sciences*, t. LI, janv. 1866, p. 51-75.) — Traduit et analysé en partie dans les *Ann. d'hyg.*, 1868, t. XXIX, p. 417. — Traduction complète dans la *Rev. scient.*, 1869, 6 nov., 4e année, p. 769-780.

zones à malaria ; tandis que les autres spores, animalcules, etc., se retrouvent à toutes les hauteurs au-dessus et au-dessous de la limite des fièvres. Salisbury l'établit par diverses expériences : il place horizontalement au-dessus de la surface d'un marais des lames de verre qui se recouvrent à a brume de gouttelettes contenant toujours ces mêmes cellules palmelloïdes; ou bien il fait arriver sur des plaques de verre enduites de chlorure de chaux l'air de localités diverses, saines ou insalubres, et il constate que les corpuscules ne se déposent plus au-dessus du niveau des exhalaisons ou en dehors des districts fiévreux. De plus, sur la surface du sol des contrées à fièvre, Salisbury retrouve ces cellules algoïdes à type de palmelle, il en reconnaît plusieurs espèces, de couleur variable avec les terrains; quelques-unes, plus volumineuses, produiraient plusieurs variétés de *mucedineous fungi* (?).

3° Enfin Salisbury institue une expérience qui lui paraît concluante : prenant une portion de cette terre couverte de palmelles, il la place à proximité de personnes n'ayant jamais eu la fièvre et habitant une contrée salubre : l'expérience réussit, et, pour toutes ces raisons, Salisbury en conclut que ses palmelles sont bien la cause de la fièvre intermittente.

Je laisse de côté le processus pathologique imaginé par Salisbury, processus pour le moins aussi obscur que les descriptions qu'il donne des palmelles.

M. Wood (1) a discuté, avec beaucoup de sens, les observations et les expériences de Salisbury; son article,

(1) An Examination into the Truth of the Asserted Production of General Diseases by Organized Entities. by H.-C. Wood, M.D. Prof.

érsumant les diverses objections qu'on peut adresser à la théorie du professeur de Cleveland, j'en donne ici une traduction abrégée. Après avoir analysé le travail de Salisbury, M. C. Wood ajoute:

Ces résultats, interprétés dans le sens le plus large, prouvent simplement que certaines palmelles croissent dans des sols humides, tels qu'on en trouve partout où existe la malaria, et que le miasme se trouve quelque part dans le sol : deux faits bien connus. Ce qui manque, c'est la preuve que la *plante même* peut produire la maladie, et non la plante et la terre réunies. Si le Dr S., parvient à cultiver des palmelles isolées de leur support marécageux et à produire par leur seul développement des fièvres intermittentes, alors et seulement alors, il aura démontré ce qu'il cherche à prouver. Les descriptions données par le Prof. S. de ses genres et espèces sont si vagues et si dépourvues de caractères distinctifs, qu'il est impossible de résoudre la question de détermination ou d'en approcher. Je peux dire cependant que le professeur Leidy a dormi pendant des mois, avec diverses espèces de palmelles, croissant en masse près de son lit, et que moi-même j'ai vécu avec elles, j'en ai absorbé à dessein ou accidentellement, par milliers, sans que le moindre accès se soit déclaré ; l'auteur cependant a eu il y a quelques années 8 à 10 accès de fièvre intermittente, et par conséquent peut être considéré comme susceptible de la prendre. Pour ces raisons, il ne me semble pas déraisonable de demander, avant de donner notre assentiment à la théorie du Prof. S. ; 1º la confirmation de ses expériences ; 2º des preuves que la plante est capable par *elle-même* de produire la malaria.

M. Wood fait ensuite remarquer que les palmelles, ayant un protoplasma *chlorophyllien*, ont besoin de la lumière pour se développer ; elles ne peuvent donc pas vivre dans le corps de l'homme ; on ne connaît du reste, aucune palmelle qui soit parasite. Le froid, enfin, qui arrête le développement de la malaria, n'a aucune action sur les palmelles, dont certaines espèces peuvent

of Botany in the University of Pensylvania. (*Amer. Journ. of the med. sciences*, 1868, 1, vol. LVI, p. 336.

vivre dans la neige. Ces critiques sont très-justes, surtout celles relatives à l'obscurité des descriptions; il est impossible, en effet, de savoir quelle espèce d'algue Saitubury a observée, et l'on s'étonne à bon droit qu'il n'ait pas cherché, au moins, à les rapprocher de quelques espèces décrites dans les *Species*; et ces cellules *algoloïdes* donnant naissance à des *mucedinous fungi* ne laissent pas d'éveiller des doutes sur la précision des observasons botaniques de leur auteur.

Je puis, du reste, apporter à l'appui des critiques de M. Wood, d'autres expériences faites dans la Dombes, et quont donné des résultats également négatifs.

En 1872, lors de la session tenue à Lyon, par le Congrès médical de France, nous avons recherché avec MM. Colrat et Fochier, membres d'une commission nommée à cet effet, (1) les organismes décrits par Salisbury. Nous trouvâmes alors sur les bords des étangs visités par nous près de Villars, des algues répondant assez exactement aux palmelles de Salisbury, autant du moins que leur description imparfaite permet une identification.

(1) Congrès médical de France, 4e session, tenue à Lyon du 18 26 sept. 1872. — Paris, Ad. Delahaye, 1873. Dans l'avant-propos p. XVII :

« Le dimanche 22 sept. le Congrès, en allant à Bourg, s'arrêt Villars pour visiter un étang des Dombes. Le bureau du Congrès voulant pas borner cette exploration à une simple visite de touris avait confié à trois jeunes et savants confrères, MM. Colrat, Foch et Magnin, le soin de faire, pour la circonstance, l'étude micros pique de la végétation fébrigène qu'alimentent les étangs : miss dont ils s'acquittèrent avec le zèle le plus exemplaire, puisqu purent mettre sous les yeux des membres du Congrès des prépa tions montrant les principales variétés d'algues recueillies par sur le bord des étangs. »

« C'est sur les bords des étangs (1), qui sont tour à tour découverts et abandonnés par les eaux, que les membres de la Commission ont trouvé la végétation fébrigène, répondant point par point à la description de Salisbury.

Cette végétation constitue de légères efflorescences d'une épaisseu d'un demi-millimètre à peine, ressemblant à un semis de brique pilée Ces efflorescences se trouvaient en compagnie du *Protococcus viridis*, espèce d'algue unicellulaire, voisine des Palmelles. Sous le microscope on trouve une masse de cellules rouge-brique, plongées dans une sorte d'atmosphère incolore et amorphe. Cellules généralemen vales, quelquefois sphériques, à parois transparentes, incolores, quelquefois composées de plusieurs couches.

Le contenu consiste en sporules nombreux, très-petits, à membrane d'enveloppe souvent à double contour, et munis, lorsqu'ils sont parvenus à l'âge adulte, d'un noyau fortement réfringent. La matière gélatineuse qui englobe les grosses cellules est amorphe, achroïque, transparente, quelquefois stratifiée. Elle provient de la fonte des membranes-mères au fur et à mesure du développement endogène des sporules, qui à leur tour remplissent le rôle de cellules-mères, en donnant naissance à d'autres sporules.

Ces caractères montrent bien qu'il s'agit d'une algue unicellulaire, de la famille des Palmelles, répondant à la description que Salisbury a donnée de son genre *gemiasma* et de l'espèce *rubra*. »

Voici quelques détails complémentaires : cette algue est certainement la plus commune et la plus abondamment répandue du pays d'étangs ; je l'ai rencontrée non-seulement dans la Dombes, mais encore dans un grand nombre de lieux humides, sur les sols argileux, aux environs de Lyon.

Elle couvre les bords des étangs, surtout les parties piétinées par les bestiaux (Salisbury a observé la même prédilection d'habitat pour ses palmelles) (2); elle s'y développe souvent avec une grande rapidité.

(1) Extrait du rapport de la Commission : Congrès médical, session de Lyon, 1873, p. 67 (*in fine*).

(2) Revue des cours scientifiques, 1869, p. 770 (commencement de la 2ᵉ col.).

Dans la première partie de ce travail, on a vu que la coupe du limon des étangs présentait une succession de zones alternativement blanches ou colorées en rouge par les débris de cette palmelle ; ces zones sont produites par les dépôts successifs abandonnés par les eaux de l'étang dans leur mouvement de va et vient, et recouvrant chaque fois la couche de palmelle qui s'est développée pendant que la surface était à sec. (Voy. fig. III, *a. a. a.*, etc.).

Cette algue répond à la description donnée par les algologues du *Chlorococcum coccoma* ; elle est figurée à la fin de ce travail, fig. IV.

Chlorococcum coccoma (*Palmella coccoma* Kunze, *Hæmatococcus coccoma* Menegh,, *Protococcus coccoma* Ktz).

Ch. terrestre, strato tenui, aurantio-rubro, nonnunquam in colorem viridem mutato ; cellulis sphæroideis (plerumque cinnabarinis), in familias parvas, tegumento subarcto involutas consociatis.

Diam. fam. 1/150 — 1/75'''= 0,00059 — 0,0011''.

Hab. in limo argillaceo subhumido ad fluminum lacuum ripas, nec non in aliis similibus locis per totam Europam (2).

En comparant les descriptions des g. *gemiasma, protuberans* et autres palmellées de Salisbury (3) avec celle de notre *chlorococcum*, on se convaincra que ce sont des espèces identiques ou tout au moins très-voisines.

Or, les expériences faites avec ce *chlorococcum* ont donné les résultats suivants :

(2) Rabenhorst. Flora algarum europæarum, etc., fasc. 3, p. 59.
(3) Revue des cours, 1869, p. 775.

1º Je n'ai jamais pu trouver dans la rosée condensee sur des plaques de verre au voisinage des étangs, des spores qu'on puisse rapporter à des cellules de *chlorococcum*;

2º Des plaques de terre recouverte de cette algue, enlevées sur le bord des étangs et transportées dans diverses habitations de Lyon n'ont jamais déterminé d'accès de fièvre.

Je crois donc devoir complètement repousser les palmelles comme constituant le miasme paludéen.

3º *Algues indéterminées.* — La première observation que je citerai est celle de M. Van den Corput, que M. Vallin donne à tort comme favorable à la doctrine de Salisbury.

A la suite de l'analyse du mémoire de Salisbury, sous le titre de *Découverte de l'agent producteur des fièvres intermittentes*, on trouve, dans le *Journal de médecine* de Bruxelles, la note suivante de son rédacteur principal,

« A l'appui de la découverte de M. Salisbury, je crois utile de rapporter un fait analogue que j'ai plusieurs fois observé sur moi-même à l'époque où j'étais étudiant, et dont je m'étais promis de faire, par la suite, une étude spéciale, mais dont je n'ai pu, depuis, trouver le temps de m'occuper. A diverses reprises j'avais constaté, en effet, que ayant laissé séjourner dans ma chambre à coucher des *algues* et des *végétaux palustres*, contenus avec de la vase dans un large bassin, je ressentais invariablement, quelques jours après, de véritables accès de fièvre intermittente.

Déjà, à cette époque, je m'étais demandé si la cause des fièvres intermittentes doit être placée dans des émanations gazeuses de nature hydrogénée, comme le voulaient Rigaud de l'Isle et Julia, ou si elle ne résiderait pas plutôt dans des algues microscopiques dont les sporules ténues seraient entraînées par les vapeurs aqueuses ou soulevées par les vents» (1).

M. Van den Corput parle ici d'*algues* et de *végétaux palustres* : il n'est pas du tout question de palmelles ; qu'il s'en soit trouvé parmi les algues observées par le médecin belge, c'est possible ; mais le fait n'est pas affirmé, et la présence d'*oscillariées* est encore plus probable.

La deuxième observation est une lettre de M. le docteur Haunon, adressée à M. Van den Corput, et publiée dans le même recueil (2).

Votre estimable journal, dit-il, rapporte dans son dernier numéro une découverte de M. Salisbury relative à l'influence qu'exercent les algues dans la genèse des fièvres intermittentes. Permettez-moi, je vous prie, à l'appui de son assertion et de la vôtre, de citer un fait qui me concerne personnellement, et qui vous prouvera que depuis longtemps le fait avancé par M. Salisbury était connu en Belgique.

En 1843, j'étudiais à l'université de Liége ; le savant professeur Ch. Morren m'avait enthousiasmé à tel point à l'étude physiologique des algues d'eau douce, que j'avais encombré les fenêtres et la cheminée de ma chambre à coucher d'assiettes remplies de Vauchéries, Conferves, Zygnèmes, Oscillaires, etc. J'entretenais avec bonheur mon professeur de mes observations sur ces algues, et à chaque fois, il me disait : « Prenez garde à l'époque de la fructification, les spores des algues donnent la fièvre intermittente : je l'ai éprouvé chaque fois que je les ai étudiées de trop près.» Comme je cultivais mes algues dans de l'eau pure, et non dans l'eau des marais où je les avais recueillies, je n'attachai aucune importance à ces observations.

Mal m'en prit. Un mois plus tard, à l'époque de la fructification, je fus pris d'un frisson ; mes dents claquèrent ; j'avais la fièvre: elle dura six semaines. Ce fut le Dr Leclerc qui m'en débarassa, à Bruxelles. Quand je revis le prof. Ch. Morren, je lui racontai ce qui m'était arrivé. «Vous voyez, me dit-il, je vous l'avais bien dit. vous n'êtes pas le seul que j'ai vu devenir fiévreux de la sorte.»

(1) *Journal de méd.*, *de chir.*, *de pharm.*, publié par la Soc. des sc méd. de Bruxelles, etc., 1866, 24ᵉ année, 42ᵉ vol., p. 330.

(2) *Journ. de méd. de Bruxelles*, t. XLII. 1866, p. 497.

Cette observation aurait pu prendre place dans le paragraphe des *algues déterminées ;* mais l'auteur, ayant eu à faire à plusieurs espèces d'algues, il n'est pas possible de savoir quelles sont celles qui doivent être incriminées. Remarquons seulement qu'il n'est pas question de palmelles, et que les oscillaires sont, au contraire, comprises dans l'énumération des algues cultivées par le Dr Hannon.

Au congrès médical de Florence, la question du miasme paludéen a été discutée pendant plusieurs séances ; les Drs Balestra, Selmi, etc., ont apporté des observations nouvelles à l'appui de la nature végétale du miasme, mais sans donner de détermination ou de description suffisante des organismes observés par eux. Voici le résumé de la communication du Dr Pierre Balestra (1) :

Les eaux de nos marais Pontins, de Maccarese, d'Ostie, en général, sont un peu troubles, ont un goût saumâtre et, pendant l'été, sentent mauvais... En les examinant au microscope, on voit une quantité extraordinaire d'infusoires de diverses espèces, selon la provenance de l'eau et son degré de corruption (Bursariens, Trichodiens, Vorticelliens). Mais, parmi ces organismes, celui qui frappe le plus par sa présence constante dans les eaux des différents marais, et toujours en nombre proportionné au degré de putréfaction de l'eau, c'est une petite plante, un microphyte granulé qui appartient à l'espèce des algues d'une forme spéciale et constante, ressemblant un peu au *Cactus peruvianus.* Il est toujours mêlé à une quantité extraordinaire de petits spores de la grandeur de 1/1000 de millimètre, ovoïdes, jaune-verdâtres et transparents, et de sporanges ou vésicules, dans lesquelles les spores sont contenues, de 1/300 à 1/200 de millimètre à formes très-caractéristiques.

Cette algue nage à la surface de l'eau; elle est iridescente, si elle est jeune et ressemble à des taches d'huile... Après avoir grandi, elle

(1) Congrès méd. de toutes les nations, 2e session, de 1869, à Florence. Bologne, 1870, p. 102.

tombe au fond de l'eau, n'augmente plus, et en quelques jours, sa structure est altérée. Au contraire, les spores se conservent très-bien et longuement et se montrent plus libres et plus distinctes.

Le Dr Balestra a examiné l'eau condensée sur des récipients en verre remplis de glace, soit dans l'atmosphère à proximité des marais, soit suspendus à 3 centimètres au-dessus d'eau de marais contenu dans des vases, et l'eau distillée dans laquelle on avait fait passer l'air des marais au moyen d'un aspirateur ; il a constaté que le produit de la condensation contenait toujours une quantité considérable de spores et de sporanges, « qu'on reconnaît bien facilement à leurs formes spéciales et caractéristiques. » Il aurait observé, en outre, que le sulfate de quinine et l'acide arsénieux empêchaient le développement soit de l'algue des marais, soit des spores et sporanges observés dans l'air. Salisbury avait déjà parlé d'une action semblable du sulfate de quinine sur les palmelles, que M. Wood fut amené plus tard, par de nombreuses expériences, à considérer comme absolument fausse.

Que peut être ce *microphyte granulé qui appartient à l'espèce des algues d'une forme spéciale et constante, ressemblant un peu au* Cactus peruvianus, *à forme si caractéristique,* mais que l'auteur s'abstient de déterminer ou de rapprocher tout au moins de quelque espèce connue ? Les sporanges, contenant de nombreuses spores, nageant à la surface de l'eau en plaques iridescentes, font penser à des chroococcacées, au *microcystis æruginosa* Ktz, par exemple, le *Flos aquæ* de Trevisan, qu'on trouve fréquemment à la surface des eaux stagnantes.

En tout cas, malgré la similitude des expériences, de

certaines parties des descriptions, on ne peut songer un seul instant à identifier les organismes décrits par MM. Salisbury et Balestra; ajoutons que pour ce dernier, en particulier, aucune expérience ne prouve que ce soit ce *microphyte* observé sur les eaux marécageuses qui, pénétrant dans le corps de l'homme, détermine les accidents de l'impaludisme.

Dans le même congrès, M. Selmi rend compte des recherches faites par lui en septembre 1868, à Mantoue ; le liquide condensé sur les parois d'un appareil Moschati et abandonné dans une bouteille fermée avec soin, a laissé un dépôt blanc « qui, examiné au microscope, apparaît comme formé par une myriade d'algues que M. Selmi n'a pas pu classer (1). »

Ce dépôt floconneux paraît être identique aux dépôts de matière organique signalés depuis longtemps par les auteurs, et que M. Lemaire a étudié plus complètement.

4° *Oscillariées.* — Hallier émet le premier l'idée, en 1867 (2), que le miasme paludéen est constitué par une espèce voisine des oscillarinées.

A l'appui de cette hypothèse, on peut citer les observations de Schurtz, Lemaire, etc.

Les recherches de M. Lemaire peuvent être, en effet, invoquées en faveur des oscillariées. D'après sa note, que je résume et reproduis en partie, M. Lemaire a observé dans l'air des contrées à fièvre, de nombreux *bactéridiens* qui sont considérés aujourd'hui comme des algues voisines des oscillaires.

(1) Congrès de Florence, p. 111.
(2) Schmidt's Jahrbücher, 1867, 3ᵉ vol., p. 81.

Le Dr Lemaire a recherché les microphytes et les m[icro]crozoaires de l'air, en Sologne, à Paris et à Romainvil[le]

Air de la Sologne. — J'ai choisi, dit-il, dans le voisinage du vill[age] de Saint-Viâtre, appelé aussi Tremble-Vif, parce que c'est là que [sé]vissent avec le plus d'intensité les fièvres paludéennes... La vap[eur] d'eau a été condensée à plus d'un mètre de distance de la surf[ace] des deux étangs. Au moment de sa condensation le liquide était [in]colore, limpide; son odeur et sa saveur rappelaient celle de l'eau [des] étangs. Elle était sans action sur les papiers réactifs, Elle conte[nait] des spores sphériques, ovoïdales et fusiformes; puis un grand n[om]bre de cellules pâles de diverses dimensions. Nous trouvâmes [une] quantité considérable de très-petits corps semi-transparents, [de] forme diverse, sphérique, ovoïdale, cylindrique, régulière ou i[rré]gulière; ces corps me paraissent reproduire des microphytes [ou] des microzoaires; enfin quelques corps bruns, qui nous paru[rent] d'origine végétale, des grains d'amidon, de la poussière et des c[ris]taux cubiques. La liqueur condensée fut abandonnnée à la tempé[ra]ture ambiante (23 à 30° centig.) en présence d'un égal volume d['air] dans un flacon bouché.

Examen microscopique 15 heures après : odeur marécageuse p[ro]noncée; bourgeonnement des petites cellules; dans une seule go[utte] 200 *Bacterium termo.*

40 heures après : cellules bijuguées : *bacterium, vibrio, spirill[um]* monades très-nombreuses; diminution des petits corps semi-tr[ans]parents. Il y a un rapport certain entre la diminution de ces p[etits] corps et l'augmentation des microphytes et des microzoaires.

60 heures après : le liquide est troublé pas des nuages blanchât[res] odeur putride; le dépôt est entièrement formé par *bacterium, vib[rio]* *spirillum* immobiles, etc.

Pius tard les microphytes diminuent et sont remplacés par des [ani]malcules....

« *Conclusions :* Ces recherches paraissent prouver qu'en Solo[gne] où règnent les fièvres paludéennes, l'air contient une quantité [con]sidérale de *microphytes* et de *microzoaires*, tandis que celui de Rom[ain]ville, pays très-sain n'offre qu'une minime proportion de ces p[etits] êtres. L'air du Jardin des Plantes diffère de ces deux localités, [mais] il se rapproche beaucoup de celui de la Sologne. La position part[iculière]

ère du Jardin des Plantes qui est voisin de la rivière de Bièvre, de
eux amphithéâtres d'anatomie, d'un hôpital explique ce résul-
at. » (1)

L'observation la plus concluante est celle que le D[r]
Schurtz de Zwickau publia dans ses recherches sur les
parasites végétaux du choléra, de la vaccine, de la scar-
atine et de la fièvre intermittente. En voici la traduc-
ion abrégée (2).

La découverte faite récemment du champignon du choléra a fait
eparaître de nouveau et rendu très-probable cette hypothèse, déjà
ouvent émise, que tous les miasmes, tous les contages sont des
orps organisés. . . . .
(Après avoir étudié à ce point de vue le choléra, la vaccine et la
carlatine, le Dr Schurtz arrive à la fièvre intemittente.)
En janvier 1866, dit-il, Salisbury publia dans *The americ. Journ. of
med. sciences* des observations personnelles, d'après lesquelles il y a,
ans les crachats des fébricitants, des organismes végétaux qu'on
eut regarder comme la cause de la maladie. Salisbury a en effet
rouvé à la surface inférieure de plaques de verre placées horizonta-
ement dans des contrées marécageuses, des Palmelles qui auraient
té enlevées avec le brouillard, et seraient identiques avec les orga-
ismes observés dans les crachats.
Je veux citer ici un cas intéressant de fièvre intermittente, en
uelque sorte artificiel, bien qu'il n'ait pas été produit intention-
ellement, et qui confirme en quelque point les observations de Sa-
sbury.
M. K... fut atteint, pendant l'été de l'année 1865, d'accès de fièvre
ntermittente. Quoique son habitation ne soit pas humide, ni située
ans le voisinage d'eau stagnante, et bien que la fièvre intermittente
oit très-rare à Zwickau, le diagnostic cependant ne pouvait être
outeux. L'origine de ces accès étant donc tout à fait énigmatique
our moi, je donnai au malade quelques renseignements sur les
uses spéciales de la fièvre intermittente : il me communiqua alors

(1) Compte-rendu de l'Académie des sciences, séance du 17 août
64, t. LIX, p. 317.
(2) *Arch. der Heilkunle,* 1863, t. IX, p. 60.

Magnin.   8

que des cultures d'oscillariées qu'il faisait dans sa chambre étai
peut-être la cause de sa maladie. Dans cette chambre il y avait, e
effet, 24 soucoupes pleines d'*Oscillatoria limosa, circinalis*, etc., culti
vées dans le but d'obtenir des échantillons pour les centuries de Ra
benhorst. Une odeur marécageuse manifeste remplissait la chambre
odeur qui n'était pas remarquée par le malade, parce que les fenêtre
restaient ouvertes pendant le jour et n'étaient fermées que très-tar
le soir avant le coucher. Les accès intermittents disparurent com
plétement après l'enlèvement des oscillariées et l'administration d
quelques doses de quinine.

.... On peut donc fortement soupçonner les oscillaires d'être pou
quelque chose dans l'origine de la fièvre intèrmittente.

.... Ayant cultivé pendant longtemps plusieurs espèces d'osci
lariées sous des cloches de verre très-propres, je trouvai abor
dament tous les matins, dans les goutelettes suspendues à la cloche
des cellules à contenu vert. Quel rapport de genèse il y a-t-il entr
ces cellules et les oscillariées? c'est ce qu'il m'a toujours été impos
sible de déterminer. Quoi qu'il en soit, si j'avais trouvé ces celulle
seules, je les aurai certainement prises pour des palmelles et il serai
bien possible que les palmelles et certaines autres espèces voisine
très-imparfaitement connues soient des états plus développés d'algue
moins parfaites.

Cette observation si nette, rapprochée des faits d
Hallier et de Lemaire, et au besoin de ceux de Van de
Corput et de Hannon, corroborée par ce qu'on connaî
de l'histoire biologique des oscillariées, permet de con
clure que dans l'hypothèse de la nature végétale d
miasme paludéen, les oscillariées paraissent être le
seuls organismes pouvant remplir ce rôle. Mais il n
faut pas se dissimuler qu'il n'y a que des présomption
et nulle preuve certaine. Bien plus, en admettant comm
démontré que le miasme est constitué par un végétal d
groupe des oscillariées, on ne fait que reculer la di
ficulté, et l'interprétation pathogénique de la fièvre e
de l'intermittence n'en devient pas plus claire. Ce micro

phyte agit - il directement , en pénétrant dans l'organisme? se comporte-t-il comme un véritable parasite?
agit-il en émettant lui-même des effluves nocives, etc.?
autant de questions dont la solution paraît devoir se
faire attendre longtemps encore.

CONCLUSIONS.

I.

I. Les étangs de la Dombes reconnaissent, comme
cause première, la présence de la *boue glaciaire* ou *de ses
dérivés ;* sans la boue glaciaire, le plateau bressan serait
une vaste surface aride.

II. La plupart des étangs sont l'œuvre de l'homme ;
malgré l'imperméabilité du sol, partout (quelques points
marécageux, les Echets, par exemple, exceptés), la pente
est suffisante pour l'écoulement des eaux.

II.

III. Si tous les étangs n'ont pas, par eux-mêmes, les
effets pernicieux des marais, tous contribuent à l'insalubrité de la Dombes, en retenant les eaux et en déterminant dans·leur voisinage la formation de points ma·
récageux, qui sont des foyers de miasme paludéen.

IV. Leurs effets se manifestent par des affections à
type intermittent et remittent, etc., aboutissant à la cachexie et finalement à la diminution de la densité de la
population, et du nombre des naissances, l'augmentation des décès, l'abaissement de la vie moyenne, etc.

V. Depuis les travaux de desséchement entrepris pen
dant ces quinze dernières années, la situation hygiénique de la Dombes semble s'être améliorée ; la population
et les naissances ont augmenté, les décès ont diminué ;
le taux de la vie moyenne paraît s'être elevé ; mais il
est nécessaire de faire des réserves sur ce dernier point,
qui demande de plus amples recherches.

III.

V.I. Le miasme paludéen est bien un corps pondérable, susceptible d'être transporté par les vents, ainsi que
le démontrent les faits nombreux de dissémination, l'extension des fièvres dans les parties voisines du pays d'é-
tangs, sous l'influence et dans la *direction* des vents locaux et généraux de la Dombes.

VII. Le miasme paludéen paraît être constitué par un
corps organisé, probablement végétal.

VIII. Les descriptions des *palmelles* données par Salisbury, des microphytes observés par Balestra, etc.,
sont trop peu explicites pour permettre une détermination exacte ou une identification certaine.

IX. Les algues que nous avons recueillies dans la
Dombes et qui se rapprochent le plus de la description
des palmelles de Salisbury, n'ont pas déterminé d'accès
fébriles.

X. Ce résultat négatif, qui concorde avec les recherches de Leidy, de Wood, etc., doit faire rejeter complètement l'opinion de ceux qui voient dans ces palmelles le miasme paludéen lui-même ; les faits de Schurtz,

Hannon, etc., indiquent qu'on doit le rechercher plutôt dans les algues du groupe des *oscillariées* entendues dans leur sens le plus large.

* * *

BIBLIOGRAPHIE

I. *Géologie de la Dombes.*

Elie de Beaumont. Recherches sur quelques révolutions de la surface du globe *in* Ann. des Sc. nat. t. XVIII, XIX, 1830.

Fournet. Premier mémoire sur les sources des environs de Lyon, *in* Soc. d'agric. de Lyon, 2e série, t, II, p. 187, 1839.

— De l'action diluvienne sur le sol de la France, *in* Revue du Lyonnais, 98e livraison, fév. 1849.

Sauvanau. Recherches analytiques sur la composition des terres végétales des départements du Rhône et de l'Ain, 1845.

Canat. Sur le terrain lacustre de la Bresse. Bull. de la Soc. géol. de France, 2e série, t. IV, 1847.

Thurmann. Essai de phytostatique appliqué à la chaîne du Jura et aux contrées voisines. Berne, 1849.

Raulin. Notice géologique sur la Bresse. Bull. de la Soc. géol. de France, 1851.

Ed. Collomb. *In* Bull. Soc. géol. de France, 2o série t. IX, p. 245, 1852.

Pouriau. Etudes géologiques, chimiques et agronomiques des sols de la Bresse et de la Dombes. Lyon, 1858. (Thèse pour le Doctorat ès sciences.)

Em. Benoit. Esquisse géologique et agronomique de la Bresse. *in* Bull. soc. géol. 2e série, t. XV, p. 315, 1858.

Session extraordinaire de la Soc. géol. de France à Lyon en 1859. Communic. diverses.

Dubost. Etudes agricoles sur la Dombes, 1859.

Ogerien. Histoire naturelle du Jura et des départements voisins, 1865-1867.

Fournet. Etudes au sujet du lehm et des cailloux diluviens *in* Ann Soc. des Sc. industrielles, Lyon, t. IV, p. 104, 1868.

Fournet. Considérations au sujet du lehm et détails sur le lehm rouge, *in* Bull. assoc. scientif. nov. 1868.

Falsan et Chantre. Rapport à M. Belgrand sur le tracé de la carte géolog. du terrain erratique, *in* Bull. Soc. géol. 2e série t. XXVI, 1868.

— Instructions pour l'étude du terrain erratique de la partie moyenne du bassin du Rhône, *in* Mém. de l'Acad. des sc. belles-lettres et arts de Lyon, 1869.

Falsan. Sur les anciens glaciers de la partie moyenne du Rhône, *in* Assoc. franç. pour l'avancement des sciences, session de Lyon, 1873.

— Histoire géologique des environs de Lyon. Lue à l'Associat. lyon. des Amis des sciences naturelles, janv. 1874.

Falsan et Chantre. Monographie du terrain erratique : 1re partie, Catalogue des blocs erratiques de la Dombes. Ann. de la Soc. d'Agric. de Lyon, 1875.

Chantre et Lortet. Le bassin du Rhône à l'époque quaternaire, *in* Revue scientifique, 1876.

II. *Question des étangs.*

Guichenon (Samuel). Histoire de Bresse et Bugey, 1650.

Messimi (de). De l'amélioration de la Dombes 1704, publié dans Péricaud. De la suppression des étangs, Lyon 1862.

Aubret (L.). Mémoires pour servir à l'histoire de Dombes, 1695-1748, publiés par M. Guigue, 1867-72.

Huguenin. Mémoires sur les étangs, 1778.

Varenne de Fenille. Lettre à M. Gauthier des Orcières, 1789.

Juvanon et Bernard. Mémoire sur le décret de la Convention prescrivant le dessèchement des étangs, pluv. an II (Archives de Montluel).

Pacoud (D. F.). Dissertation sur les ulcères des pays marécageux, Paris, 1803.

Greppo. Observations sur les étangs d'une partie du département de l'Ain, 1805.

Pacoud. Recherches sur les causes générales des maladies et de l'insalubrité de la Dombes et sur les moyens de changer la situation actuelle de la population. Bourg, 1806 (manuscrit cité par Monfalcon).

Picquet puîné. Observations sur les étangs en Bresse et en Dombes, 1806.

Groffier. Mémoire sur l'insalubrité de la partie méridionale du département de l'Ain. Châlons, 1806.

Bossi. Statistique générale du département de l'Ain. Paris, 1808.

Garron de la Bévière à M. Picquet, en réplique à ses Nouvelles observations sur les étangs, Bourg, 1809.

Geoffray. Observations sur le rapport de M. Picquet, 1809.

Vaulpré (Dr J. M.). Cours de culture des étangs de la Bresse, ou Mémoire sur l'importance et l'utilité des étangs, Bourg, 1811.

Delorme. Topographie médicale de l'arrondissement de Trévoux, Bourg, 1811.

Nepple (P. F.). Mémoire sur l'embarras gastrique *in* Bull. de la Soc. d'émulation, 1823.

Monfalcon (Dr J. B.). Histoire médicale des marais et Traité des fièvres intermittentes 2e éd., Paris, 1826-1827.

Considérations générales sur la culture et la salubrité de la Dombes ou pays d'étangs, *in* Bull. Soc. d'agr. de Trévoux, 1833.

Digoin. Causes de l'insalubrité et de la dépopulation de la Dombes et les moyens d'y remédier, 1835.

Guichard. Moyen d'améliorer l'état sanitaire et agricole de la Dombes, 1835.

Puvis. *in* Maison rustique du xixe siècle, 1836, t. IV, p. 180.

Journel. Question du dessèchement des étangs, 1838.

Puvis. Du dessèchement des étangs, 1838.

Bodin. Mémoire sur les étangs des Dombes, 1839.

Nolhac. Observations sur quelques mémoires lus à la Société d'agriculture de Trévoux, relativement aux étangs de la Dombes, 1839.

Chardon. Des étangs et des marais de la Bresse, et des rapports de cette contrée avec Lyon, *in* Revue du Lyonnais, liv. 53e, mai 1839.

Ponchon. De la Dombes agricole, de ses étangs et des novateurs, 1839.

Nolhac. Démonstration de la nécessité de maintenir le régime des étangs sur le plateau de la Dombes. Lyon, 1839

Digoin. Réponse à la Démonstration..., 1839.

Dr Bottex. Des causes de l'insalubrité de la Dombes, 1810.

Mornay (baron de). Question des étangs. Nantua, 1860.

Puvis. Des étangs, de leur construction, de leur produit et de leur dessèchement, 1844.

De Lateyssonnière. Recherches historiques sur le département de l'Ain, Bourg, 1838-1814.

Dr Olivier. De la fièvre pernicieuse dans les pays marécageux de la Dombes et de la Bresse, Bourg, 1845.

Latil de Thimécourt. Recherches sur les conditions physico-chimiques, etc.. considérée spécialement dans ses applications au sol argilo-siliceux de la Dombes, 1847.

Puvis. Observations sur le dessèchement des étangs, 1848.

Vaulpré. Causes de l'insalubrité de la Dombes, 1849.

Valentin-Smith. Notions statistiques sur la population, le recrutement et la vie moyenne dans la Dombes et la Bresse insalubres, etc. Lyon, 1851.

Puvis. Des causes et des effets de l'insalubrité des étangs et des moyens d'arriver à leur dessèchement, Bourg, 1851.

Réponse d'une carpe de Bresse aux carpes du Rhin, 1853.

Lamairesse. Exposé de la question des étangs et de l'assainissement de la Dombes, Bourg, 1854.

— Du drainage et de son application au département de l'Ain, 1854.

Nivière. Moyen d'obtenir du drainage tout son effet utile, 1855.

Valentin-Smith. Considérations sur la Dombes, 1856.

— Statistique sommaire du département de l'Ain etc., Paris, 1858.

Batracopoliade (La), ou le dessèchement de la Dombes, 1860.

De la Chapelle. Qu'est devenu le projet de loi sur les étangs de la Dombes? Bourg, 1860.

— Etangs de la Dombes. Question de la Dombes, 1860.

Dubost. La question de la Dombes sous le 1er empire. 1860.

— La question de la Dombes et le Conseil général de l'Ain, Lyon, 1860.

Marion (Dr C.). Recherches statistiques sur la Dombes : mouvement de la population, etc., Pars, 1860.

Epitre à un médecin de Trévoux par un autre de Lyon, sur la question de la Dombes, 1860.

Gautier et Combescure. Carte du mouvement de la population en Dombes, Saint-Etienne, 1860.

Guigue. L'histoire dans la question de la Dombes, Trévoux, 1860.

Guillebeau. De la question agricole et du dessèchement des étangs de la Dombes, Bourg, 1860.

Nivière. La Dombes ou l'eau et l'herbe, etc. 1860.

Reverchon. Les propriétaires d'étangs ont-ils droit, etc. 1860.

Sirand. Mémoire sur les étangs, 1860.

Cl. Désormes. Méthodes employées pour déterminer la vie moyenne, 1860.

Guillebeau. Mouvement de la population dans la Commune du Plantay, Lyon, 1860.

— Ce qu'on a fait et ce qu'il reste à faire en Dombes, Bourg, 1861.

Richard. Voyage agricole en Dombes, 1861

Pericaud. De la suppression des étangs. Lyon. 1862.

Rollet (J.). Etangs de la Dombes : leur influence sur la population, la durée de la vie, etc., *in Gaz. méd.* de Lyon, t. XIV. p. 53, 1862: Suite *in Ann. d'Hyg.* t. XVIII, p. 225, 1862.

Cl. Désormes. Des dommages pécuniaires causés par la fièvre en Dombes, Lyon, 1863.

Faucher. Sur le dessèchement du Grand-Clachère et sur la question des étangs dépendants, 1863.

Givord (de Marlieux). Les victimes de la fièvre en Dombes devant l'opinion publique, 1869.

III. *Miasme paludéen.*

Voir les Bibliographies de M. Vallin (dans article *Marais* du dictionnaire encyclop. des sc. méd.) et de M. Beaugrand (dans Traité élémentaire d'hygiène de Becquerel p. 296). Ajouter:

Ozanam. Histoire médicale, générale et particulière des maladies épidémiques, contagieuses et épizootiques. Lyon. 1817-1823.

Pezenon. De la cause du méphitisme marécageux et de son identité avec le méphitisme en général, Lyon (Paris) 1824.

Hirsch. Recherches sur l'étiologie de la fièvre intermittente *in* Zeitschrift für die gesammte Medicin 1849.

Ch. Robin. Des miasmes, des virus, etc. *in* Gaz. des hôp. août 1856.

Bouchardat. Des poisons et des venins *in* Ann. de thérapeutique 1866.

Van den Corput *in* Journal de médecine de Bruxelles 1866. vol. 42. p. 329.

Hannon. id. p. 497.

Hallier. *in* Schmidt's jahrbücher 1867. 3mo vol. p. 81.

Wood. An examination, etc. *in* The american Journal 1868. vol. LVI.

Congrès médical international : Session de Florence, 1869.— Communications de MM. Balestra, Selmi, Pantaléoni, etc. pp. 102, 111, 115, etc.

Selmi. Etudes expérimentales sur le miasme palustre *in* Il Morgagni, 1872.

Congrès médical de France, Session de Lyon, 1872.

Verwaest. (Adr.). Miasmes, etc. Thèse de Paris, 1874.

TABLEAU A.

Mouvement de l'hôpital de Bourg-en-Bresse.

ANNÉES.	Nombre des malades soignés à l'hôpital.					Nombre des fiévreux.					Rapport des fiévr. aux mal.
	Hommes.	Femmes.	Garç. (7-15 ans).	Filles (7-15 ans).	Total.	Hommes.	Femmes.	Garçons.	Filles.	Total.	
1865 (1)	553	335	59	37	984	92	35	25	10	162	16.4 0/0
1866	782	358	50	37	1227	146	36	24	6	212	17.2 —
1867	858	516	64	39	1473	146	75	25	11	260	17.6 —
1868	1027	412	90	61	1590	197	64	44	14	319	20 . —
1869	816	426	56	40	1338	112	52	21	6	191	14.2 —
1870	732	389	47	45	1213	82	43	16	13	154	12.7 —
1871	824	366	40	47	1377	95	39	16	11	151	11 . —
1872	875	333	71	58	1337	156	58	26	22	262	19 . —
1873	874	428	75	70	1447	182	65	32	29	308	21.3 —
1874	698	374	49	42	1163	139	39	12	8	198	17 . —
1875	656	311	48	42	1057	72	38	13	10	133	12,5 —

(1) Depuis le 1ᵉʳ avril 1865 jusqu'au 1ᵉʳ janvier 1866. Pour les années suivantes, les malades sont comptés du 1ᵉʳ janvier au 31 décembre.

TABLEAU C.

Densité de la population dans ses rapports avec le dessèchement.

COMMUNES.	Surface totale de la commune.	Surface occupée par les étangs (en hectares) en			Rapport de la surface occupée par les étangs en 1863, avec la surf. desséchée en		Augm. de la densité de la popul. de 1856 à 1872.
		1863	1870	1875	1870	1875	
Birieux	1578 h.	650	585	585	10 0/0	10 0/0	— 1.4
Bouligneux.............	2609 »	944	840	815	11 »	12 »	+ 0.6
Versailleux.............	1913 »	581	427	405	27 »	30 »	+ 1.6
La Peyrouse	2004 »	810	640	640	20 »	20 »	+ 2.0
Saint-Paul-de-Varax....	2597 »	808	660	645	18 »	20 »	+ 2.5
Saint-Nizier-le-Désert...	2495 »	780	340	300	56 »	60 »	+ 3.7
Saint-André-le-Corcy...	2086 »	377	250	168	33 »	55 »	+ 4.6
Le Plantay	2028 »	465	100	100	78 »	78 »	+ 6.3
Marlieux...............	1685 »	640	380	360	40 »	44 »	+10.2
Villars.................	2465 »	690	445	455	31 »	31 »	+15.4
Dombes d'étangs	112725 »	14553	11250	9020	22 »	38 »	+ 8.3

TABLEAU B.

Comparaison des recensements de 1856 et 1872, au point de vue de la population absolue et proportionnelle à la surface, dans 34 communes de la Dombes, ordonnées d'après la quantité de la surface inondée (col. 6).

| Nº d'ordre. | DÉSIGNATION des COMMUNES. | Surface de la commune en hectare. | Recensement de 1856. | | Rapport de la surf. de la commune à la surface inondée. | Rec. de 1872. | | Différence de la densité de la population entre les deux recens. | |
| | | | Population de la commune. | Habitants par kilomètre carré. | | Population de la commune. | Habitants par kilomètre carré. | | |
1	2	3	4	5	6	7	8	9	10
1	Birieux..................	1578 h.	274	17.3	0.426	241	15.3	+» »	—2 »
2	La Peyrouse........... .	2004	350	17.4	0.423	398	19.8	2.4	»
3	St-Marcel...............	1164	320	27.4	0.390	312	26.8	»	0.6
4	Bouligneux..............	2608	475	18.2	0.377	501	19.2	1 »	»
5	Marlieux	1684	460	27.2	0.360	631	37.4	10.2	»
6	Villars..................	2465	1094	44.3	0.346	1473	59.7	15.4	»
7	St-Paul-de-Varax........	2596	683	26.2	0.333	751	28.9	2.7	»
8	St-Nizier-le-Désert	2495	490	19.6	0.332	628	25.1	5.5	»
9	Versailleux.............	1912	414	21.6	0.315	435	22.7	1.1	»
10	St-André-de-Corcy......	2072	531	26.5	0.312	670	31.1	4.6	»
11	Joyeux	1659	309	18.6	0.288	287	17.2	»	1.4
12	St-André-de-Bouchoux...	928	205	22 »	0.286	205	22 »	»	»
13	St-Germain-le-Renom ...	1610	321	19.9	0.270	350	21.7	1.8	»
14	Monthieux...............	1074	386	35.9	0.269	402	37 »	1.1	»
15	Chalamont...............	2223	1748	78.6	0.251	1810	81.3	2.7	»
16	Le Plantay.............	2028	455	22.4	0.250	569	28 »	5.6	»
17	St-Olive................	738	240	32.4	0.243	226	30.6	»	1.8
18	Ambérieux-en-Dombes ...	1592	737	46.2	0.229	823	51.7	5.5	»
19	Le Monteillier	1537	382	24.9	0.223	361	23.5	»	1.4
20	Sandrans................	2916	631	21.6	0.206	644	22 »	0.4	»
21	Condeyssiat	2163	611	28.2	0.195	704	32.5	4.3	»
22	St-Jean-de-Thurigneux ..	1600	436	27.2	0.188	422	26.2	»	1 »
23	St-Trivier-sur-Moignans..	4922	1609	32.7	0.165	1787	34.2	1.5	»
24	La Chapelle-du-Chatelard	1355	385	28.4	0.140	409	30.1	1.7	»
25	Chatenay	1495	394	26.3	0.130	435	29.1	2.8	»
26	Villeneuve..............	2677	1073	40 »	0.117	1140	42.6	2.6	»
27	Romans	2232	551	24.6	0 090	585	26.2	2.4	»
28	Faramans	1121	425	37.8	0.070	362	32.3	»	5.5
29	St-Georges-de-Renom....	565	177	31.3	0.054	194	34 3	3 »	»
30	Tramoyes...............	1292	311	24 »	0.051	356	27.6	3.6	»
31	St-Eloi.................	1425	379	26.5	0.043	325	23 »	»	2.5
23	Châtillon	3536	3536	97.1	0.038	2763	80.9	»	6.2
33	Rancé..................	952	258	27 »	0.032	306	32.4	5.1	»
34	Mionnay................	1355	419	30.9	0.015	403	29.8	»	1.1
	Totaux	63573	17553			19151			
	Moyennes........			24 »			32.3	+ 8.3	

N. B. — La col. 9 indique une augmentation depuis 1856. La col. 10 représente une diminution depuis la même époque.

TABLEAU D.
Naissances par commune et par année.

N.° d'ordre.	COMMUNES.	Population en 1872.	NAISSANCES								Moyenne annuelle.	Rapport des naiss. à la popul.
			1869	1870	1871	1872	1873	1874	1875	Total		
1	2	3	4	5	6	7	8	9	10	11	12	13
1	Birieux..........	241	8	7	8	3	11	5	7	49	7 »	34.4
2	Lapeyrouse........	398	7	9	6	6	8	8	11	55	7.8	51 »
3	St-Marcel........	312	6	6	3	9	11	5	9	49	7 »	33.5
4	Marlieux	651	19	13	15	27	15	23	20	132	18.8	34.6
5	Villars...........	1473	50	52	44	60	48	47	39	340	48.5	30.4
6	Bouligneux	501	12	7	13	14	9	18	11	84	12 »	41.7
7	St-Paul..........	751	30	28	19	23	29	25	22	181	25.8	29 »
8	St-Nizier	628	15	19	23	18	22	17	21	135	19.2	32.7
9	Versailleux........	435	9	8	8	10	9	7	11	62	8.8	49.4
10	St-André-de-Corcy.	676	14	16	19	15	19	24	26	133	19 »	35.6
11	St-André-le-B	205	3	7	5	7	6	7	10	45	6.4	32 »
12	St-Germain..	194	9	11	11	7	10	11	10	69	9.8	20 »
13	Monthieux..........	402	13	12	10	12	13	9	17	86	12.3	32.6
14	Le Plantay........	569	13	20	10	28	10	20	10	111	15.8	36 »
15	Cordieux..........	184	1	8	4	9	6	8	6	45	6.4	28.7
16	Joyeux............	287	10	5	4	5	6	6	8	44	6.3	45.5
17	Le Montuillier	361	6	12	12	11	14	8	18	81	11.5	31.4
18	St-Olive	226	»	8	7	10	6	7	7	45	6.4	35.3
19	Sandrans........ .	644	19	20	23	22	14	26	13	137	19.5	33 »
20	Condeyssiat.	704	23	25	18	30	16	27	23	162	23.1	30 »
21	St-Jean	422	10	7	9	7	12	14	8	61	8.7	45 »
22	La Chapelle	409	16	14	8	14	21	14	19	106	15 »	27.2
23	Ambérieux...	823	22	28	27	22	22	25	28	174	24.8	33.1
24	St-Trivier.	1787	58	46	41	47	39	39	52	322	46 »	38.8
	Population.........	13283								Total des moyennes ann^les des naissances................) 385.9		

Moyenne générale..................... 34 »

Soit 1 naissance pour 34 habitants.

TABLEAU E.
Décés par commune et par année.

N.° d'ordre.	COMMUNES.	Population en 1872.	DÉCÈS								Moyenne annuelle.	Rapport des deces à la popul.
			1869	1870	1871	1872	1873	1874	1875	Total		
1	2	3	4	5	6	7	8	9	10	11	12	13
1	Birieux...........	241	5	7	10	4	7	1	5	39	5.5	43
2	Lapeyrouse.	398	8	10	14	6	13	6	6	53	7.5	53
3	St-Marcel........	312	4	6	10	12	7	5	6	50	7 »	44
4	Marlieux	651	19	20	22	19	20	3	15	118	16.8	39
5	Villars...........	1476	33	45	52	33	36	35	41	289	41 »	35
6	Bouligneux	501	5	11	10	14	10	9	15	74	10 »	50
7	St-Paul...........	751	23	21	24	14	28	34	26	170	24.2	31
8	St-Nizier..	628	17	15	15	5	21	11	10	93	13.2	47
9	Versailleux	435	5	40	10	7	7	17	5	61	8.7	50
10	St-André-de-Corcy..	676	12	14	17	20	12	14	10	99	14.1	48
11	St-André-le-B......	205	4	8	4	4	6	4	3	33	4.7	48
12	St-Germain........	194	4	10	9	»	9	4	4	40	5.7	34
13	Monthieux	402	7	10	14	6	7	9	11	54	7.7	52
14	Le Plantay	569	11	15	25	10	11	9	15	96	13.7	41
15	Cordieux..........	184	5	4	7	»	2	»	3	21	3 »	61
16	Joyeux.............	287	7	8	9	3	10	6	3	46	6.5	44
17	Le Monteillier.....	361	5	6	16	7	5	6	14	59	8.4	42
18	St-Olive	226	5	3	8	»	3	1	8	28	4 »	56
19	Sandrans	644	12	21	16	16	19	17	8	109	15.5	41
20	Condeyssiat	704	32	27	23	20	13	27	21	163	23 »	30
21	St-Jean	422	9	12	8	3	11	7	11	61	8.7	47
22	La Chapelle.......	409	13	12	10	8	7	9	13	72	10 »	41
23	Ambérieux........	823	36	25	28	17	12	29	27	174	24.8	32
24	St-Trivier	1787	43	63	37	29	34	25	44	275	39.2	43
	Population........	13283			Total des moyennes ann^les des décès.....................						322.9	
					Moyenne générale...................							41

Soit 1 décès pour 41 habitants.

TABLEAU F.

Comparaison des naissances et des décès pendant les deux périodes septennales de 1853-1859 et 1869-1875

	COMMUNES.	1853-1859		Excédant des		1869-1875		Excédant des		Différence entre les deux périodes.	
		Naiss.	Décès.	Nais +	Déc. —	Naiss.	Décès.	Nais +	Déc. —	+	—
1	Birieux.................	42	37	5	»	49	39	10	»	5	»
2	Lapeyrouse...............	74	76	»	2	55	53	2	»	4	»
3	St-Marcel	69	82	»	13	49	50	»	1	12	»
4	Marlieux.........	103	137	»	34	132	118	14	»	48	»
5	Villars.................	247	240	5	»	340	289	51	»	44	»
6	Bouligneux	105	106	»	1	84	74	10	»	11	»
7	St-Paul.	146	171	»	25	181	170	11	»	36	»
8	St-Nizier	121	127	»	6	135	93	42	»	48	»
9	Versailleux..............	68	77	»	9	62	61	1	»	10	»
10	St-André-de-Corcy........	120	89	34	»	133	99	32	»	1	»
11	St-André-le-Bouchoux.....	41	46	»	5	45	33	12	»	17	»
12	St-Germain..............	80	85	»	5	69	40	29	»	34	»
13	Monthieux.	83	83	»	»	86	54	32	»	32	»
14	Le Plantay	108	124	»	16	111	96	15	»	31	»
15	Cordieux................	29	33	»	4	45	21	24	»	28	»
16	Joyeux..................	73	67	6	»	44	46	»	2	»	8
17	Le Monteillier	86	85	1	»	81	59	22	»	21	»
18	St-Olive................	47	51	»	4	45	28	17	»	21	»
19	Sandrans.......	136	125	11	»	137	109	28	»	17	»
20	Condeyssiat.	169	191	»	22	162	163	»	1	21	»
21	St-Jean.	80	83	1	»	67	61	6	»	5	»
22	La Chapelle.	92	90	2	»	106	72	34	»	32	»
23	Ambérieux..............	151	139	12	»	174	174	»	»	»	12
24	St-Trivier......,........	344	354	»	10	322	275	47	»	57	»
		2611	2695	— 84		2714	2277	+ 437			

1. Dans la première période, il y a un excédant de 84 décès sur les naissances.

2. Dans la deuxième (1869-1875), il y a un excédant de 437 naissances sur les décès, soit un excédant de 62 naissances par année moyenne ; la population de ces 24 communes (13.263 hab. en 1872) n'exige plus que 213 ans pour doubler au lieu de 500.

TABLEAU G.

Analyse des décès et des âges vécus de 4 communes de la Dombes d'étangs.

Communes.	Années.	Morts-nés.	Nombre des décès.				Somme des âges vécus.				Naissances.	Individus ayant vécu		
			Indigènes.	Dombistes.	Immigrants.	Totaux.	Indigènes.	Dombistes.	Immigrants.	Totalité des décès.		moins d'un an.	de 1 à 10 ans.	de 10 à 20 ans.
1	2	3	4	5	6	7	8	9	10	11	12	13	14	15
Birieux.	1875	2	1	»	2	5	3 »	»	110 »	113 »	7	»	1	»
	1874	»	1	»	»	1	4 »	»	»	4 »	5	»	»	»
	1873	»	6	»	1	7	150.3	»	14 »	164 3	11	2	1	»
	1872	»	3	»	1	4	1.6	»	» 1	1 7	3	3	»	»
	1871	»	3	3	3	9	122 »	108 »	102 »	332 »	8	»	1	»
	1870	»	1	4	2	7	» 1	195 »	103 »	298 1	7	1	»	»
	1869	»	3	2	»	5	65.2	125 »	»	190.2	8	2	»	»
		2	18	9	9	38	346 »	428 »			49	8	3	»
			27				774							

Vie moyenne des Indigènes (col. 4 et 8) : 19 ans.
Dombistes (col. 4 et 5, 8 et 9) : 28 ans 8 mois.

Communes.	Années.	Morts-nés.	Indigènes.	Dombistes.	Immigrants.	Totaux.	Indigènes.	Dombistes.	Immigrants.	Totalité des décès.	Naissances.	moins d'un an.	de 1 à 10 ans.	de 10 à 20 ans.
Bouligneux.	1875	1	5	6	3	15	1.5	220 »	145 »	366.5	11	5	»	»
	1874	«	4	5	»	9	13.4	103 »	»	116.4	18	3	»	1
	1873	1	5	2	2	10	63.6	85 »	87 »	235.6	9	4	»	»
	1872	1	6	5	1	13	144.6	264 »	47 »	455.6	14	1	2	»
	1871	»	3	5	2	10	151 »	222 »	71 »	444 »	13	»	»	»
	1870	»	3	6	2	11	5.10	298 »	85 »	388.10	7	2	1	»
	1869	»	2	3	»	5	25 »	179 »	»	204 »	12	»	1	»
		3	28	35	10	73	404.7	1371 »		2210.7	84	15	4	1
			63				1775.7							

Vie moyenne des Indigènes : 14 ans 5 mois.
Dombistes : 28 ans 2 mois

Communes.	Années.	Morts-nés.	Indigènes.	Dombistes.	Immigrants.	Totaux.	Indigènes.	Dombistes.	Immigrants.	Totalité des décès.	Naissances.	moins d'un an.	de 1 à 10 ans.	de 10 à 20 ans.
Villars.	1875	1	15	16	9	41	257.3	674.10	330.2	1262.3	39	8	2	2
	1874	4	12	13	6	35	182.5	559 »	365 »	1106.5	47	5	5	«
	1873	»	15	12	9	36	178.7	573.9	246.5	998.9	48	6	5	1
	1872	2	17	7	7	33	118.11	168.10	269.3	557 ½	60	6	9	1
	1871	2	21	14	13	50	358.3	601 »	450 »	1409 »	44	9	4	2
	1870	4	23	14	3	44	135.11	606.6	73.7	816 »	52	13	6	2
	1869	3	15	10	5	33	85.8	439 »	257 »	881.8	30	8	6	»
		16	118	86	52	272	1317.2	3622.11			340	55	37	8
			204				4939.1							

Vie moyenne des col. 4 et 8 : 11 ans 2 mois.
4 et 5, 8 et 9 : 24 ans 2 mois 1/2.

Communes.	Années.	Morts-nés.	Indigènes.	Dombistes.	Immigrants.	Totaux.	Indigènes.	Dombistes.	Immigrants.	Totalité des décès.	Naissances.	moins d'un an.	de 1 à 10 ans.	de 10 à 20 ans.
St-Nizier-le-Désert.	1875	1	4	4	1	10	25.10	181 »	42 »	248.10	21	3	»	»
	1874	1	6	4	»	11	26.10	153 »	» »	179.10	17	4	1	»
	1873	»	12	6	3	21	41.8	173 »	109 »	325 8	22	6	6	»
	1872	»	1	3	1	5	2 »	122 »	» 5	124.5	18	»	1	»
	1871	»	8	5	2	15	6.9	249 »	32.2	287 11	23	5	2	»
	1870	»	7	7	»	14	101.5	292 »	» »	393.5	19	3	3	1
	1869	»	7	8	2	17	42.10	182.2	55.11	280.11	15	4	2	»
		2	45	37	9	93	247.4	1354.2	239.6	1840 »	135	25	15	1
			82				1601.6							

Vie moyenne d'après les col. 4 et 8 : 5 ans 5 mois.
4 et 5, 8 et 9 : 21 ans 3 mois.

TABLEAU H.

Recrutement.

Cantons.	Classes	Jeunes gens			Contingent appelé.	Réformés pour		
		Inscrits.	Visités.	Exemptés.		Taille.	Hernie.	Varices
Trévoux.	1866	134	64	20	43	1	1	»
	1867	121	68	27	41	»	2	5
	1868	140	70	25	45	2	2	1
	1869	136	64	27	37	»	»	2
	1870	127	58	8	50	»	3	»
	1871	118	64	25	39	3	»	»
	1872	119	75	33	42	3	4	»
	1873	125	82	30	52	1	2	2
	1874	108	66	17	49	1	1	»
		1138	610	212	398	11	13	10

Soit 53 p. 100 d'exemptés.

Cantons.	Classes	Inscrits.	Visités.	Exemptés.	Contingent appelé.	Taille.	Hernie.	Varices
Châtillon.	1866	146	94	47	47	4	4	1
	1867	138	91	41	47	4	7	2
	1868	124	74	34	40	1	1	1
	1869	156	64	21	43	1	2	»
	1870	146	85	27	58	2	2	»
	1871	137	66	20	46	2	»	»
	1872	134	89	40	40	1	5	»
	1873	110	66	29	37	1	3	1
	1874	112	71	12	59	4	3	1
		1203	700	286	417	20	27	6

Soit 67 p. 100 d'exemptés.

Cantons.	Classes	Inscrits.	Visités.	Exemptés.	Contingent appelé.	Taille.	Hernie.	Varices
Chalamont.	1866	62	56	34	22	1	1	«
	1867	53	33	15	18	1	»	«
	1868	41	37	23	14	1	3	2
	1869	39	21	13	11	1	1	1
	1870	52	26	5	21	1	»	»
	1871	43	23	9	11	»	1	»
	1872	42	25	9	16	1	1	»
	1873	32	33	14	19	1	»	1
	1874	31	27	13	14	»	»	2
		237	[illegible]	[illegible]	119	10	7	6

Soit 60 p. 100 d'exemptés.

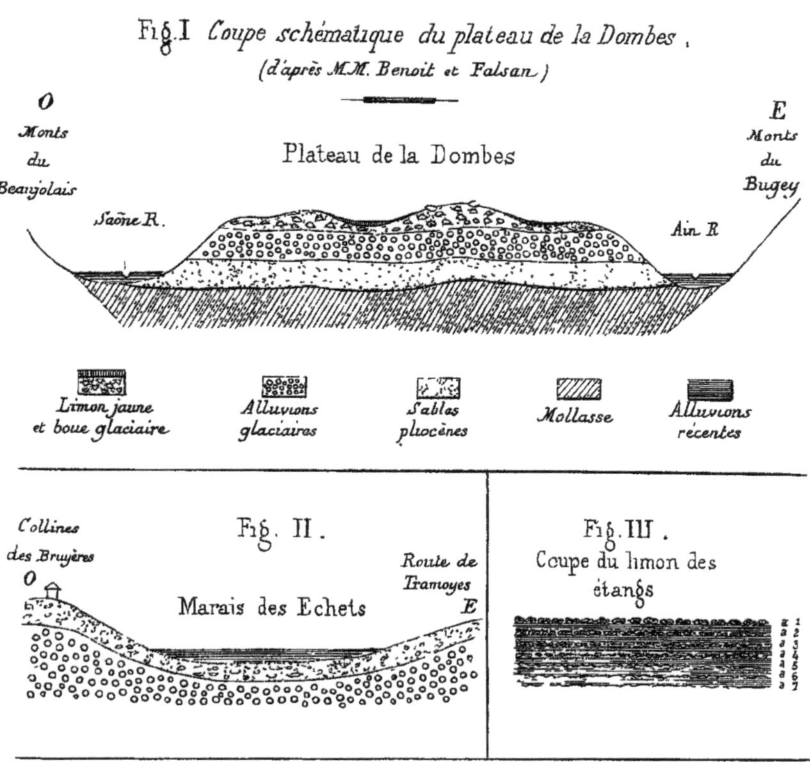

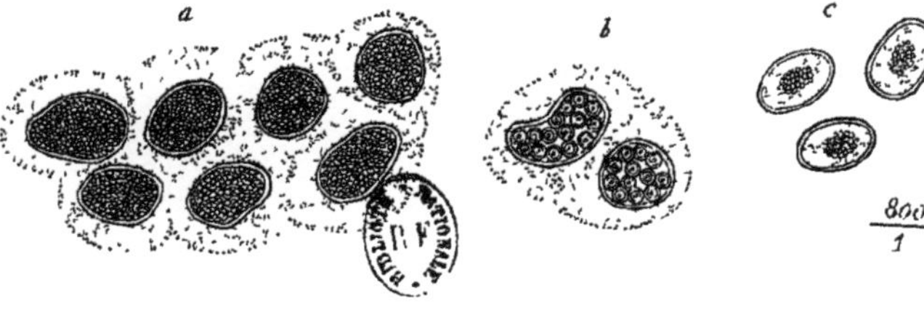
Fig IV — Chlorococcum coccoma à differents états.

9 782014 455052